导引治未病丛书

二十四节气导引

牛爱军 著

人民体育出版社

图书在版编目（CIP）数据

二十四节气导引 / 牛爱军著. -- 北京：人民体育
出版社, 2019（2024.4重印）
（导引治未病丛书）
ISBN 978-7-5009-5571-9

Ⅰ.①二… Ⅱ.①牛… Ⅲ.①二十四节气—关系—养
生(中医) Ⅳ.①R212

中国版本图书馆CIP数据核字(2019)第092969号

*

人民体育出版社出版发行
三河兴达印务有限公司印刷
新 华 书 店 经 销
*

880×1230 32 开本 7.75 印张 173 千字
2019 年 7 月第 1 版 2024 年 4 月第 3 次印刷
印数：6,501—8,000 册
*

ISBN 978-7-5009-5571-9
定价：32.00元

────────────────

社址：北京市东城区体育馆路 8 号（天坛公园东门）
电话：67151482（发行部） 邮编：100061
传真：67151483 邮购：67118491
网址：www.psphpress.com
（购买本社图书，如遇有缺损页可与邮购部联系）

序 一

　　爱军的《八段锦养生智慧》出版后，受到了广大读者的喜爱，半年三印，好评如潮，我由衷地感到高兴。孟子说："得天下英才而教之不亦快哉。"对一名教师来说，最高兴的事情莫过于看到自己的学生术业有专攻，取得一个个长足的进步，成长为行业翘楚。时隔一年，爱军的《二十四节气导引》又将付梓出版，为他的勤奋点赞，更为他取得的又一个成果点赞！

　　"二十四节气导引术"是流传久远、影响广泛的道家经典养生术。在我指导的博士学位论文中就有一篇是以"陈抟二十四气坐功"为例，探讨功法动作与经脉运行的关系，并以此为切入点，梳理了道家养生功法的理论和技术体系。但爱军此书另辟蹊径，以娓娓道来的口语化叙事风格，将深奥的理论以浅显易懂的形式呈现出来，脱离了学术话语的艰涩拗口，具有轻松阅读的愉悦感。另外，在节气与动作的关系方面下了很多功夫，既要取材于"古已有之"的图式，又要推陈出新编排动作并提供理论支撑，实在是大费脑筋；然纵观全书已经较好地完成了这个任务，在尊重历史的基础上又赋予了各个动作以时代新意，将修身、养性、康复、疗愈相结合，可以助力传统文化复兴和健康中国建设。

自明代以来，署名陈希夷的《二十四气坐功导引治病图》及《华山十二睡功》广为流传。陈希夷本名陈抟，字图南，自号扶摇子，是五代末、北宋初年的著名道士，因宋太宗赐号希夷，故世称陈希夷先生，著有《无极图》《先天图》《指玄篇》和《阴真君还丹歌诀》等，论述了内丹修炼及养性延命之术，在道教发展过程中具有重要地位和较大影响力。

《二十四气坐功导引治病图》，又称《案节坐功图》或《希夷坐功图》，在明代高濂撰《遵生八笺》卷三和明代王圻、王思义撰《三才图会》人事卷卷十中，均收录了该图。其中，《三才图会》将其称为《二十四气修真图》，它依据二十四节气及十二经脉进行排序，各势动作均以节气命名，其内容首言运主何气与何脏相配，次述坐功方法，末载主治病症。坐功内容包括按膝、捶背、伸展四肢、转身扭颈等导引动作，同时还结合有叩齿、漱咽、吐纳等养生方法。

关于陈抟二十四气坐功的名称衍化甚多，世人一般称其为"二十四节气导引术"，名气虽大，但很多人是只闻其名却不识庐山真面目，况且其文记载比较简略，如"雨水"节气的一个简单动作，就可以治疗"三焦经络留滞邪毒、嗌干及肿，哕，喉痹，耳聋，汗出，目锐眦痛，颊痛诸疾"等诸多病症。但是，为什么会选择这样的动作、为什么会产生这样神奇的效果，原文都没有说明。目前市面上也出现了一些关于"二十四节气导引术"的书籍，但大多只是单纯描述动作，而忽略了动作与节气的内在逻辑，爱军的《二十四节气导引》恰恰弥补了上述不足。此书内容充实、逻辑清晰、语言亲切、动作简单，我相信定会受到广大读者的喜爱和欢迎。

应爱军之邀，仓促成文以为序。

中国武术九段
中国健身气功九段

2019 年春于沪上

序 二

　　爱军是山东体育学院体育系一九九五级本科班的学生，1995 年还是千军万马挤独木桥的高考局面，当时山东体院只有体育教育和运动训练两个本科专业，其中体教专业需要参加高考才能被录取。九五级本科一共录取了 80 名学生，高考成绩普遍较好，学习积极性也较高，学习态度也很端正，我们师生关系也很融洽。

　　体教专业的本科生要上两年半的专项课，爱军等五名同学组成了武术专项班，我很高兴成为他们的专项老师，系统教授了武术基本理论及传授了各种拳术和器械套路。爱军学习认真、训练刻苦，较好地掌握了很多传统武术套路。课余时间，爱军特别喜欢读书，山东体院的隔壁是山东师范大学，当体院图书馆不能满足他的需求以后，爱军经常去师大图书馆"博"览群书，社会科学以外还读了很多自然科学领域的著作，读书之余勤做笔记，几年下来，竟积累了厚厚一沓，

既汲取了知识又开阔了视野，也为他后来的学术生涯
奠定了一定基础。

时光荏苒，一晃爱军本科毕业二十年了，这二十
年来，他北上沈阳工作、南下上海求学、又赴广州深
圳，从本科到硕士、博士、博士后，成长为业内较有
名气的专家，但对我一直执弟子礼甚恭，虽不常见面，
却从不曾断了音讯，每次见面嘘寒问暖、鞍前马后，
始终保持着一颗赤子之心、尊师之情、感恩之怀、谦
虚之态。

现在很高兴看到爱军又出版一部大作，特别是在
他家庭负担繁重、工作事务繁忙的情况下，还能集中
精力、挤出时间写出专著，真是不容易啊！这一方面
说明爱军有志并有乐于此，能从中探寻和体会到努力
的乐趣；另一方面也说明爱军厚积薄发，早已在此领
域进行了默默的耕耘和思考，时机一来，水到渠成。

我认真阅读了本丛书的第一册《八段锦养生智
慧》，市面上写八段锦的书不知凡几，但大多存在通
常所说的学术研究中"两张皮"的问题，即动作功用
与文化内涵不相统一，但爱军较好地将表里融合成了
"一张皮"，以传统文化为支撑，以健身养生为基础，
以实例故事为说明，以导引动作为抓手，以实际效用
为热点，以简单易行为方向，可读性强、容易操作，

既行其法更明其理，出类拔萃地成为一本畅销书。

十年前，爱军就和我谈过本丛书的设想，并得到了人民体育出版社李彩玲编辑的大力支持，早早就在出版社确定了出版计划。我和李彩玲编辑是大学同学，彩玲屡次对我夸赞爱军做事认真负责、肯动脑子有想法。虽然古代已有"二十四节气导引术"的流传，但因古人多讲其效用而未述其理，且图示简略，所以后世之人难以深入其中探究其理，故浮光掠影甚至异想天开的解读较多，能打通古今、技理兼备、融会贯通的著述则不多见。而爱军此书较好地解决了此问题，因此我相信此书一定会受到广大读者们的喜爱。

爱军请我为本书作序，一时忆往追今，草就成文，是为序。

王美娟

山东体育学院武术学院院长、教授

2019 年 3 月于山东体育学院日照校区

前　言

　　"导引治未病丛书"的第一册《八段锦养生智慧》出版以来，受到了广大读者的喜爱，不仅在大陆热卖，还远销到加拿大、法国等国家和中国台湾、中国香港等地区，很多读者朋友提出了中肯的建议和意见，比如有读者在书中发现了三个错别字（在第二次印刷中已经进行了改正），有读者对演示视频和照片提出了更好的拍摄建议，有读者认为动作的学习和练习应该根据水平分层次、等级等。广大读者的厚爱让我诚惶诚恐，如芒刺在背，在出版社编辑的鼓励支持下，振奋余勇，又写了这本《二十四节气导引》贡献给大家，希望能够继续得到大家的批评指正。

　　"节气"一直是中国人生活的组成部分，在平凡低调、不知不觉中已经陪伴着我们走过了 2000 多年的岁月。我的母亲是农民，没上过学，不认识字，一直到今天，她还是习惯于用农历来记事、记日，对每一个节气都熟谙于心，并以此来指导日常的衣物增减、饮食调配。

节气，早已内化在她的日常起居、生活习惯之中。2016年"二十四节气"被列入联合国教科文组织公布的"人类非物质文化遗产代表作名录"，成为全体中国人都应该珍视的文化遗存。

《黄帝内经》上说："人以天地之气生，四时之法成。"《庄子·知北游》上说："天地有大美而不言，四时有明法而不议。"中国人历来重视甚至尊重节气，每一个节气中都隐藏着天地运行的奥秘，每一个节气中也隐藏着人体运行的轨迹。当中国哲学孜孜不倦地追求着"天人合一"的境界时，当我们身心合一地体察着人天同构的奇妙时，别忽略了二十四节气中也深藏着我们对生命的独特认知。流传于世的"陈希夷二十四节气导引术"就是这样一套将"节气""养生""导引""治疗"等诸多知识融于一体的中国传统体育。

师古但是不能泥于古，当时代的车轮滚滚向前时，我们一定要顺应形势地推陈出新，取其精华、去其糟粕，这样才能够批判地继承中国优秀的历史文化，为人类文明的进步做出应有的贡献。

这是我们认识和对待中国传统文化的基本态度，也是我们面对"二十四节气导引术"时所应秉持的一个基本理念。所以我在撰写此书时，不仅仅是参考了历史上流传的"陈希夷二十四气坐功导引治病图（以下简称

'二十四气坐功')"的文字和图式，做得更多的是深入探究了"二十四气坐功"产生的根源和目的，深入思考了其广泛传播的历史背景和社会需求，并在此基础上，形成了我对"二十四节气导引术"的基本认知：

第一，不能机械理解节气与动作的对应关系，并不是到了某个节气才相应地练习某个动作；节气反映的是天地之气变化的趋势，节气背后隐藏的规律才是我们练习动作的指导原则。

第二，不能机械理解古人所讲的节气、动作与治疗之间的关系，不是在某个节气练习了某个动作就能治疗某种或某几种疾病，要认识到生命的整体性、复杂性和系统性，要坚信持之以恒地科学锻炼才能在最大程度上发挥人体"治未病"的功能。

第三，中国人历来认为"天地是大宇宙、人身是小宇宙"，所以二十四节气与二十四小时呈一一对应关系，既然天人相应，那一天之中在人身上自然也会有"节气"的转换，所以本书中所写的动作并不是只有在节气当天才可以练，而应是每天都可以练习（并不拘泥于每天的具体时刻）。

第四，本书中的动作参考借鉴了"二十四气坐功"中所流传的图式，但这些图式是单个的，动作讲解也比较简单，所以笔者结合了中国传统养生导引术的理论和

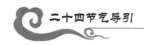

技术精华，对这些图式进行了补充、完善，使之能够更适应现代人的需要，并具有更强的可操作性。

第五，本书中的动作可以单独练习，也可以组合练习，可根据自身需要及场地设施等不同条件灵活运用；在理解功理的基础上可以酌情增删难度或者增减动作。本书中的动作为一个开放式体系，欢迎各位感兴趣的朋友一起探讨其中蕴含的奥妙。

中国人历来提倡"道不远人"，大道一定是循行在日常当中，节气是大道，导引是小术，但道以术显、术以道彰，就让我们在每天的导引动作练习中来体会天地之美、人体之美吧！

取天地之道，成一家之言。

期疑义相析，愿美文共赏。

目　录

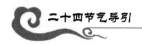

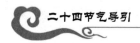

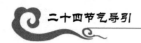

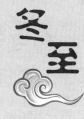

冬至

一阳初生式

原文原图：平坐，伸两足，

拳两手按两膝，左右极力，

三五度。

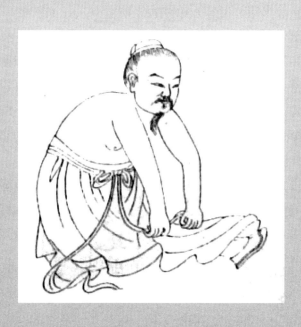

1. 冬至养阳气

"冬至大如年"，这是中国人都知道的一句话，但是很多人不知道的是，古代中国曾把"冬至"这一天作为"年"，象征着一年的开始，只是后来随着历史的演进，冬至和"年"才逐渐分开，"年"成了一个专门的节日。但是，民间却一直留有"冬至大如年"的说法，并且有"吃饺子"的习俗，"饺子"就是"交子"，"交子时"的意思。

冬至，冬天来了，数九隆冬，一年中最冷的时刻来临了，在这最阴冷的时候，阳气也开始生长了，就像一天当中的子时，虽然最黑暗，但却开始孕育光明。

冬至三候："一候蚯蚓结；二候麋角解；三候水泉动。"传说蚯蚓是阴曲阳伸的生物，此时阳气虽已生长，但阴气仍然十分强盛，土中的蚯蚓仍然蜷缩着身体；麋与鹿同科，却阴阳不同，古人认为麋的角朝后生，所以为阴，而冬至一阳生，麋感阴气渐退而解角；由于阳气初生，所以此时山中的泉水可以流动并且温热。

五日为候，三候为气，六气为时，四时为岁。我国古代将"五天"称为"一候"，所以一个节气又被称为"三候"。每个节气的"三候"结合当时的气候特征，以及一些特殊现象又分别起了名字，用来简洁明了地表示当时的天气等特点。

　　冬至和子时一样，都象征着"一阳初生"，阳气开始生发了，从卦象上看，这是复卦，最下面是一根阳爻，代表着阳气开始往上走，这也是古代曾将冬至这一天当作过年的原因，也是本书把"冬至"节气排在最前的原因。

2. 什么叫作"守子时"

古代的修道之人习惯在子时静坐，"八段锦"最初就是静坐着进行练习的，什么时候练习呢？"夜半时分，嘘吸按摩，行所谓八段锦者"。这个"夜半时分"，指的就是"子时"！

古人子时练习八段锦，盘坐下来，首先要"闭目冥心坐，握固静思神"。

我们都知道，打坐要盘起腿，为什么盘腿呢？两条腿一盘，不管是散盘、单盘还是双盘，这两条腿盘在一起就变成了一把锁，锁住的是人的精气，使精气不外泄。不光不外泄，还要让精气逆流而上。佛家、道教、瑜伽都强调静坐，从养生的角度看实质上讲的都是"逆生长"这回事，通过盘坐，返精还脑，保持年轻态。

"冥心"就是排除杂念的意思，好像心已经不存在了。然后坐在这里，在身心的放松和寂静中，感受自身与天地融为一体。

子时是天地之间阳气生发的时刻，天人相应，人的阳气也是子时开始生发，但如果不用心去感受，就很难体会到这一点。怎么体会呢？就是要"冥心"，子时到来，阳气生发，古人把这叫作"守子时"，或者"活子时"。能"守"才能"活"，才能让生命的能量发展充沛。

　　当然，冬至打坐，并不是只局限在冬至这一天，而是说冬至前后这段时间，天寒地冻，不方便外出锻炼，可以选择室内打坐。就像《后汉书》上的记载："冬至前后，君子安身静体，百官绝事，不听政，择吉辰而后省事。"到了冬至，朝廷上下要放假休息，边塞闭关，商旅停业，亲朋各以美食相赠，相互拜访，欢乐地过一个"安身静体"的节日。

　　这就像子时打坐，也不是说到了晚上 11 点就准时盘坐，不能这么机械地理解和执行，而是指 11 点左右，稍前、稍晚实际上并没有多大影响。

　　对经常打坐的人来说，盘坐下来容易入静，入静则阳气生，阳气生即为"活子时"，更不用拘泥于时刻的要求了。

3. 打坐的具体要求

盘坐的时候，身体要稍稍向前，使重心压在会阴穴的位置，而不是身体正好与地面垂直。如果身体与地面垂直，则重心压在两个臀尖，时间长了，臀尖会痛，打坐就难以持久。

盘坐在这里，头正、颈直，下颌内收，使两腮微微下落，使得喉咙通气道变窄，呼吸气流变细，这有一个专门的名称，叫作"锁住喜鹊关"。

头正，头上要能平放一本书。下巴内收，头轻轻地往上顶，脖子放松，双肩慢慢地向下沉，感觉自己的后背长宽了，腰和头在垂直线上伸展，双肩在水平线上伸展，就像是一个十字架，要轻柔地展开，不能太用力。（图1）

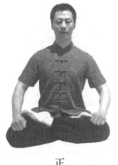 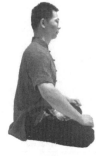 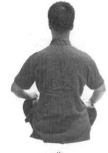

正　　　　　　　　侧　　　　　　　　背

图1

　　两手握固。"握固"这个词出自老子的《道德经》第五十五章，老子在这一章里描绘了初生婴儿的种种状态，其中写到初生的婴儿：骨弱筋柔而握固。意思是说，初生的婴儿筋骨很柔弱，但是小拳头却握得很紧，握得牢，拽都拽不开。从此，这种手型就有了一个专有名词，叫作握固。由于《道德经》在道教中的地位崇高，握固也因此成为道士修炼中较为常用的一个手型。

　　握固时，拇指要握在无名指指根，在道教的"十二地支手诀"中，无名指指根对应的就是"子""子时"。

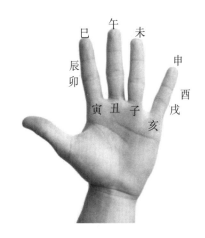

　　然后把两个握固拳放在膝盖内侧。

　　轻轻地闭上双眼，注意不要闭得太紧，要若有若无地留一条缝。

　　舌尖向上抵，抵在上牙根这个位置。这样舌头就把口腔堵住了，呼吸就只能用鼻子来进行，鼻吸鼻呼。

　　盘腿以后，人体的气血会往上走。平时气血往周身走比较困难，但盘起腿以后人体就形成了环路，就能够把气血运行到

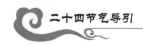

周身。

坐下来，身形中正，要做到"三挺"：颈宜挺、脊柱宜挺、肋骨宜挺。颈挺则头部正直，精气贯顶；脊柱节节挺直，则气贯全身，通达关节，布于四肢百骸；肋骨向上微挺，则根根肋骨张开，胸廓平阔，五脏器官各得其正位，不受压迫，自然气生神生、气活神活。

不光是静坐的时候要"三挺"，平时人在行走、活动时也要养成随时随地保持"三挺"的好习惯。

4. 如何站桩

俗话说：百练不如一站。怎么站？就是要"三挺"。学生来跟我练习，首先学的也是"站"。

有学生说：谁不会站呀？都站了几十年了。我说你那个站和我这个站不太一样。

首先，脚下要生根，把全身的重量平铺在双脚上。

其次，以腰际命门穴为界，命门穴以下一直往下松沉，命门穴以上一直往上提升。

再次，下颌内收、收腹松腰、沉肩虚腋、松膝松胯，体会松紧的结合。

最后，调整身形、呼吸和意念，使人三调合一，达到忘我的境界。（图2）

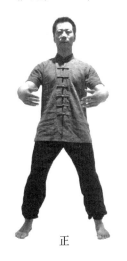 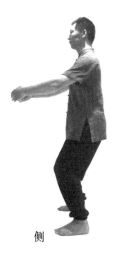

正　　　　　　　　　　侧

图2

平时总能看到一些练习者在打太极拳的时候，弓腰驼背、头往前探、跪膝耸肩，长期这样练习，不但不能健身，反而有碍健康。

"三挺"，讲的也是太极拳行拳走架的要求。

人体可以分为上、中、下三盘，分别是上肢、躯干和下肢。上、中、下三盘各有一个关键之处，下盘挺膝，中盘挺腰，上盘挺颈。这三挺，其实可以看作"虚领顶劲"总要领在人体三盘的具体体现。

三挺也可称之为三领，虚"领"顶劲，就像挂起一件衣服，只在最上面受力。练拳时，体会力从脚生，向上传递，沿小腿、腰脊、颈项三个关键点，把人体轻轻地挺起来。

5. 为什么要"坐有坐相、站有站相"

俗话说：坐有坐相、站有站相。不管是坐还是站，都要挺腰、直背、正脊柱。脊柱保持正常状态是人体植物神经发挥功能的基本条件；一旦脊椎体发生移位，压迫周围肌肉，韧带组织紧张，就会直接影响通过的神经，间接影响神经供应的末端器官、肌肉或腺体，从而导致人体的疾病丛生。

人类在直立行走以后，颈椎、胸椎和腰椎、骶椎开始由水平排列形成垂直排列，逐渐形成腰曲和颈曲，这种叠罗汉式的垂直排列方式无疑增加了底层脊椎的负荷，并使得颈椎与胸椎、腰椎与骶椎之间更容易劳损和受伤（因为胸椎和腰椎之间相对运动较少，所以情况要稍微好一点），一旦脊椎之间造成错位，更加容易使脊椎内的神经和脊椎外的韧带、肌肉等组织造成紧张或压迫，同时也会造成骨骼之间的非正常摩擦，这是骨质增生的重要原因之一，而增生的骨质又会对其他肌肉、神经或韧带组织造成影响。

不良的生活习惯容易造成一边肩膀高、一边肩膀低，实际上就是脊柱不正。可怕的是，基本上我们人人都是脊柱不正，只是轻重程度上有区别而已。所以不管是坐还是站，都要把脊柱调正，都需从挺腰、直背、收下颌开始做起。

6. 动作导引

打坐之前，需要活动舒展全身的关节、经络，然后坐在垫子上。

臀部压实地面，两腿并拢，双膝伸直，脚趾朝上，脚后跟向前好像蹬在一堵墙上面，以加强双腿的拉伸感。膝盖向大腿上方收缩；上身与双腿垂直，脊柱挺直；收腹（感觉肚脐向脊柱收缩），下颌内收；双肩下沉，胸部舒展；双手按于身体两侧，手心向下，手指向前。目光平视。（图3）

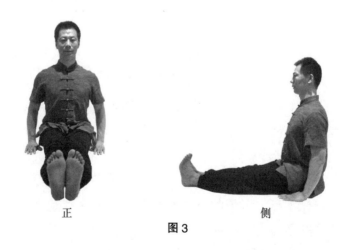

正　　　　　　　　侧

图3

随着吸气，手臂向上伸直，拉伸腋窝；双腿伸直，膝盖绷紧；保持1或3次逆腹式呼吸（逆腹式呼吸的详细要求请见

《八段锦养生智慧》，以下所述呼吸，如无特指，皆为逆腹式呼吸），不要憋气。（图4）

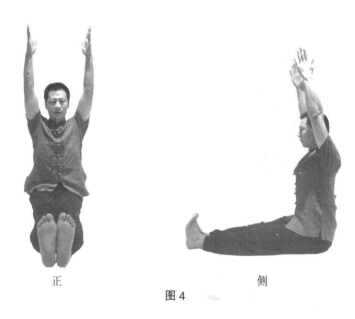

正　　　　　　　　侧

图4

接着，两手下落，握住脚掌，背部伸直，腹部收紧，下颌上抬。目视前上方。保持1或3次呼吸。（图5）

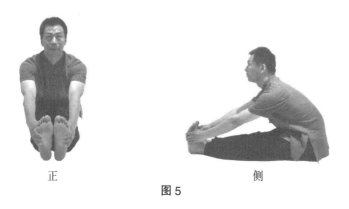

正　　　　　　　　侧

图5

　　然后松开双手，两手握在两膝上，低头目视脚尖。继续保持 1 或 3 次呼吸。（图 6）

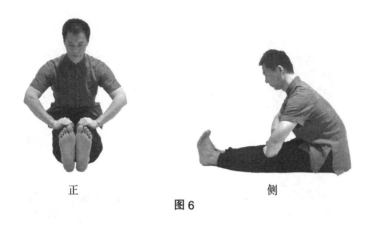

正　　　　　　　　　　　　　　　侧

图 6

　　松开双手，两掌按于体侧，坐直身体。目光平视。（图 7）

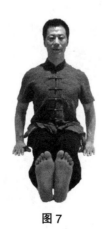

图 7

最后，松开双手，转动脚踝，屈膝成盘坐，双手握固，置于膝上。散盘、单盘、双盘皆可。（图8）

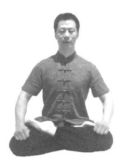

图8

坐多久呢？以一组呼吸（一吸一呼为一次，一组为10次）为单位，默数呼吸的次数，重复一组又一组。可能有朋友会问，默数次数，没有办法默数组数，不知道做了多少组怎么办？可以播放背景音乐，音乐的时间设定好，这样就能控制大致的练习时间了。

当然，这种方法一般是用在初学者身上，随着盘坐功夫的加深，慢慢可以去掉背景音乐。

盘坐结束以后，慢慢伸直双膝，再把上面的动作重复一遍。然后慢慢站起，缓缓走动，恢复常态。

7. 打坐后的放松和打坐的好处

民国时期的著名学者蒋维乔先生，同时还是一位知名的养生家，他专门讲过盘坐后的放松活动：

坐毕以后，应开口吐气十数次，令身中热气外散，然后慢慢地摇动身体，再动肩胛及头颈，再慢慢舒放两手两脚，再以两大指背互相摩擦生热以后，擦两眼皮，然后开眼，再擦鼻头两侧，再以两手掌相搓令热，擦两耳轮，再周遍抚摩头部及胸腹、背部、手臂、足腿，至足心而止。坐时血脉流通，身热发汗，应等待汗干以后，方可随意动作，这是坐后调身的方法。

蒋维乔先生写过一本畅销书《因是子静坐法》，这是一本从民国一直畅销到今天的养生书，书中讲了盘坐的种种神奇的健身功效。很多人因此书而受益，所以我也推荐朋友们练习盘坐。

有位中老年朋友，因车祸造成严重的脑外伤后遗症，并继发糖尿病、周围神经炎，经常头昏头痛、耳鸣、失眠、咳嗽、咯血，时常昏倒、抽搐，四肢麻木无力，形体极度消瘦。住院治疗一年，病情有所好转，但昏倒、抽搐还时常发生，每当昏倒抽搐一次，精神就愈加颓废，心中更加悲观。

经人介绍，这位朋友跟我进行练习，一开始只能站立几分钟，就体力不支，只能盘坐，但是坚持不了多久，注意力也难以长时间集中。我让他把注意力放在呼吸上面，用心感受呼吸的一进一出。

第一次练习结束，他就觉得心情平复了很多，全身微微出汗，浑身上下有一种难以言说的愉悦。

每天练习，坚持了半年，他的身体奇迹般康复了，糖尿病虽然没有得到根治，但全身状况良好，既能坚持繁忙的工作，也能爬山涉水了。他的主治医师连呼不可思议。

当代著名的养生专家李谨伯李老讲过这样一件往事：

李老的一个老师在 41 岁时被定性成"历史反革命"，还得了肺结核，又有五更泻，天一亮就拉肚子，遗精不止。一位老中医就介绍他去修道，说吃药不灵了，你去找一个姓张的人，他当过道士，有一个针灸所。

张道士就跟他说，要治你的病，先得盘腿才行，你有没有问题？他哪盘得了啊，单盘都不行。李老的这位老师一狠心，就拿绳子打个结，挎在脖子上硬盘，这么一来，身体就不会倒了。

张道士让他坐一个半小时，结果他一口气盘坐了四个半小时，疼得晕过去了，穿着的棉袄可以拧出汗水来。醒过来后，他展不开腿啊，张道士一点点帮他掰下来。他当时下地走的时候，觉得自己怎么这么轻啊？从诊所到家里有 11 里地，去的时候他骑自行车，回来下雪了，自行车不能骑，他就硬是这么走着回去的。第二天，他就没有拉稀了，一个礼拜以后，他就不再遗精了。过了一个半月，肺痨已经钙化了，所以他就信了，就开始研究这个问题。

为什么盘腿的效果这么好、这么大呢？

盘腿的第一个作用就是防漏。精气要是化为精液漏掉了，连"药"也没法采了，还谈什么炼内丹啊！如果是炼内丹、求长寿、治大病的话，那就非得盘腿不可。双盘盘得紧啊，它会自动地越盘越紧，防漏的效果也越好。但如果你是刚开始修道，不一定非双盘不可，你可以单盘，也可以散盘，慢慢做到双盘。

小寒

展体侧拉式

原文原图：正坐，
一手按足，一手上托，
挽手互换，极力三五度。

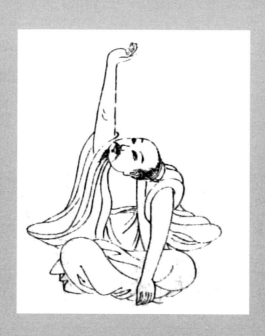

1. 积蓄阳气，打好根基

小寒这个节气，阳气已动，虽然还是天寒地冻，但是大雁已经开始返乡，喜鹊开始筑巢，动物们已经开始迎接春天的行动了。所以中国古代将小寒分为三候："一候雁北乡；二候鹊始巢；三候雉（zhì）始鸲（qú）。"古人认为候鸟中大雁是顺阴阳而迁徙，此时阳气已动，所以大雁开始向北迁徙；此时北方到处可见到喜鹊，喜鹊感觉到阳气而开始筑巢；第三候中"鸲"为鸣叫的意思，雉（俗称野鸡）在接近"四九"（从冬至之日起，进入"数九"；一九至四九正好经历了冬至、小寒、大寒，是冬天里最冷的一段时间）时会感受到阳气的生长而鸣叫。

冬至养阳气。小寒则要继续蓄养阳气，使阳气储存得更多、更丰富，如此一来，阳气才能开始萌发，就像冬天里的麦苗，覆盖在大雪下面，天寒地冻，仿佛停止了生长。其实，麦苗正在严寒中积蓄力量，悄悄生长呢！

如何积蓄阳气呢？要入静，在静中使阳气萌发、生长，像麦苗一样向上生长，但是，向上生长的前提条件是麦苗的根要扎得深，根扎得越深，苗才能长得越苗壮。

这和盖房子是一个道理，楼房起得越高，地基就要打得越深。"桩"就是地基里面的柱子，起到支撑房屋的作用。

2. 深则蓄，蓄则伸

天津博物馆藏有一件玉器，十二面棱柱状体，中空，顶端未透，所以后人猜测这是一件杖首，套在手杖的最顶端，日日抚摸，应当是主人很心爱的一件宝物，并作为主人去世后的随葬品流传至今。

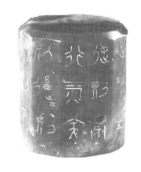

这件玉器刻有 45 个字。

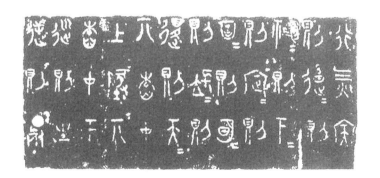

著名学者罗振玉先生把玉器上的字收在《三代古金文存》第 20 卷第 49 页，全文为："行气，深则蓄，蓄则伸，伸则下，下则定，定则固，固则萌，萌则长，长则退，退则天。天几春在上，地几春在下。顺则生，逆则死。"

　　文史大家郭沫若在《奴隶制时代》一文中把上述这段话解释为："这是深呼吸的一个回合。吸气深入则多其量，使它往下伸，往下伸则定而固；然后呼出，如草木之萌芽，往上长，与深入时的径路相反而退进，退到绝顶。这样天机便朝上动，地机便朝下动。顺此行之则生，逆此行之则死。"这是古人练功养生的切身体会啊！

　　小寒就是"深则蓄，蓄则伸"的一个过程。

3. 建立身心链接的方法——站桩

在盖房子的时候，要想基础打得牢，就一定要"打桩"。同样的道理，在练功过程中，也要让人的精气"深则蓄，蓄则伸"。如何达到这一目的呢？可以通过"站桩"。

古人说：静极则动。在练功的过程中，通过站桩，让阳气蓄而深，深深地扎根，然后让练习者体会到阳气的伸展。

站桩的姿势和方法有很多，这里介绍无极桩。

两脚自然分开，两脚内侧与肩同宽，两脚平行，身体重心均匀落在两脚掌的中间，膝盖微微放松，收腹松腰，保持脊柱向上伸展，双肩下沉，头正颈直，下颌内收，垂帘或目光内含；舌抵上腭，鼻吸鼻呼。两腋下张开，两臂自然伸直，手掌舒展，手指斜向下。（图9）

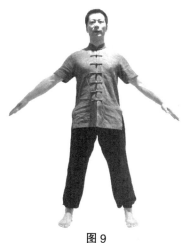

图9

随着每一次吸气，感觉脊柱在向头顶伸展，一直触碰到天花板。

随着每一次呼气，感觉双手在向下伸展，一直触碰到大地。

随着每一次吸气，肚脐内收。

随着每一次呼气，肚脐放松还原。

把注意力放在呼吸上面，深深吸来缓缓吐，感受随着呼吸，腹部一起一落，同时，脊柱向上延展，双手向下伸展，身形也变得越来越高大。

在静静地站立中，用心去细细地体会身体每一个部位的每一个细微的变化。从双脚开始，感受脚掌平铺在大地上，身体重心均匀地分布在双脚上；然后慢慢地向上去体会小腿、膝盖、大腿、臀部、腹部、腰部、胸部、背部、肩部、手臂、颈部、头部等身体各个部位的放松。

中国人常说的体会、体验、体证、体察、体悟等，都是在强调用身体去感受，而不是用大脑去判断。在日常生活中，人们习惯了用头脑来判断一件事情或者一件事物有多大价值，在这里，身和心往往是割裂开的。

现在我们通过站桩，在静止中，让心与身重新建立起（可能被中断的）链接。

在站桩时，在默念身体各个部位放松的过程中，你会发现，身心最容易产生链接的部位是双脚、双手、小腹和头部，因为这些部位是我们最熟悉、最经常使用的部位，所以，如果感到心静不下来，可以把意念集中在涌泉穴、劳宫穴、肚脐或者两眉之间，这样容易让身心合一，使人的情绪放松、意念集中，使人进入安静、祥和的境地。

目前所知，宇宙间最高级、最精密的仪器就是我们的身体，虽然我们的头脑已经很发达，发达到能够制造出飞船，可以登上月球，但是，哪怕是一根头发、一节指甲我们也制造不出来。

身体作为一台高级机器，日夜运转，对于身体每天不知疲倦地工作，我们早就习以为常了，如果哪天身体不舒服了，我们这才会发现原来身体这台机器出故障了。

小孩子都是说哭就哭、说笑就笑，他们的身体最诚实地反映了心灵的变化，但是随着年龄增长，随着学习的社会规矩越来越多，身心之间的分裂也越来越明显，所以老子说："为学日益，为道日损。"意思是身心合一的"大道"由于"家长、老师、权威、社会等的教诲"，最终变成了身和心的二元对立，也就是人们常说的一句话——"戴着面具生活"，内心的真实情感不再通过身体来表达，身或者心，总有一个方面处于被压抑的状态。

我有一位男性学生，是政府机关的处级干部，他的工作能力很强，把每一天的工作都安排得满满当当，一件事接一件事，看上去很充实，可是近半年来，他自己却感觉睡眠质量变差，没有胃口，口腔还经常长溃疡，虽然他一直坚持每天快走5公里，可是却总感觉有气无力，身体每况愈下。

根据我对他的了解，我知道是因为他的压力太大，并且无法排解，所以就通过他的身体表现出来种种状况。他自己也承认，不管是对上还是对下，都不能发脾气，喜怒不形于色，有了负面情绪，如暴躁、焦虑等，就进行自我安慰或者转移注意力。

他以为负面情绪没有了，其实只是在他的心里藏得更深了而已。当这些负面情绪需要宣泄的时候，找到了一条途径，就是身体，表现就是让身体生病。

我指导这位学生站桩，让他把注意力集中在呼吸上，一呼一吸为一次，十次呼吸为一组，在呼气的时候默数数字，从一数到十，注意呼吸放松绵长。在站桩的过程中，去感知身体的每一处，感知每一处的每一个细小的变化。

学生说，刚开始站桩的时候，脑子里根本就静不下来，各种念头纷至沓来。我告诉他：来者不拒，去者不留。杂念产生很正常，守住呼吸，不用管各种各样的念头，任其来去。

学生还说，一些不愉快的事情和情绪也浮上心头。我告诉他，不要逃避，正视这些负面情绪，接受它们，它们本来就是生命的组成部分。学生慢慢地放松下来，杂念如白云，任它来去，心情平静了下来，脚下渐渐也生了根，能够用心去感受身体的每一个部位。

经过一段时间的练习，学生告诉我，他的身体和心理都发生了很大的变化，心态变了，看待问题的角度也随之改变了，工作和家庭关系更和谐了，工作更得心应手了。

4. 动作导引

不光站式练习可以萌发阳气，坐式也是一样。

经过冬至的"养阳"，到了小寒，阳气要"萌发"。在坐式的练习中，要用心去感受身体每一个部位的放松、收紧，在一松一紧中感受气血的循环和阳气的萌发。

盘坐，两手合掌立于胸前，目光内含；分掌下落，向右侧摆起，右臂自然伸直，左臂屈肘，两臂平行，与肩同高，目视右侧。（图10、图11）

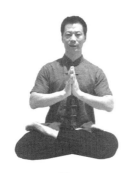

图 10

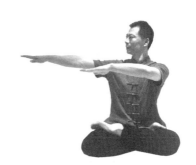

图 11

右臂上摆至右肩上方，手心向上，手指向左；同时左掌下落按于左脚上；头部转正；然后右臂继续向左侧伸展，左掌

27

下按，同时转头，目视左下方。保持 1 或 3 次呼吸。（图 12、图 13）

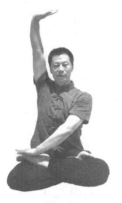
图 12

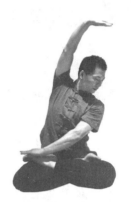
图 13

右臂向右侧下落至与肩平，左臂屈肘置于胸前，两臂平行，目视右侧；然后两手合掌收于胸前，目光内含。（图 14、图 15）

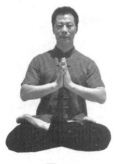
图 14

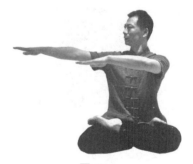
图 15

右侧动作与左侧相同，唯方向相反。一左一右为一遍，重复 5 或 7 遍。

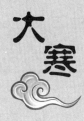

大寒

仰身舒展式

原文原图：两手踞床，

跪坐一足，直伸一足，

用力左右三五度。

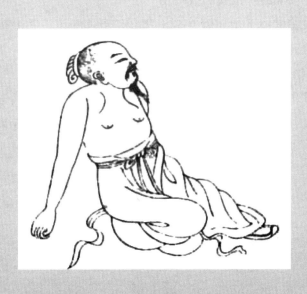

1. 阳气的萌发——手指和脚趾动起来

大寒，顾名思义，就是极寒的意思。中国古代将大寒分为三候："一候鸡乳；二候征鸟厉疾；三候水泽腹坚。"是说大寒节气母鸡感受到阳气的来临，可以产蛋了。征鸟指的是鹰隼等猛禽，这类猛禽盘旋于空中到处寻找食物，以迎接春天的到来。这时候河冰冻结，鼓起如腹，虽然坚硬，但是马上就要消解了。

中国文化的主体是"天人合一""天人相应"，到了大寒节气，虽然天气寒冷，但是大自然积蓄的阳气却在悄然萌动。对一个练功者来说，如何体会阳气的萌动呢？

可以采用扶按桩和扳指功。

扶按桩： 下坐屈膝，头正颈直，身体中正，两手按在身体两侧，就像一个人坐在椅子上，两手放在椅子的两个把手上面。（图16）

目光内含，目视鼻尖，舌抵上腭，鼻吸鼻呼；感觉头顶的正中央好像有一根绳子系在头发上，把整个人提了起来，同时沉肩、虚腋。

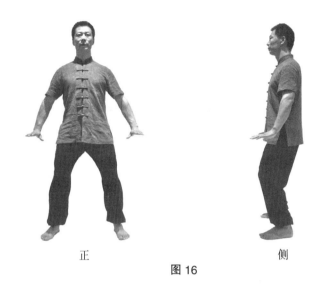

正　　　　　　　　　　侧

图 16

两脚平铺在地面上，身体重心均匀地落在两脚上。

调整呼吸，随着每一次吸气，感觉整个人随着头顶的绳子在向上伸展，随着每一次呼气，感觉双肩下沉、双脚踩实大地。

随着每一次吸气，腹部内收；随着每一次呼气，腹部放松还原。

扳指功：扶按桩，手指朝前，手心向下，五指自然伸展。

然后，屈食指的指掌关节，但食指的指间关节要保持伸直，慢慢地压下食指；保持 3 个呼吸，然后食指慢慢抬至略高于原位后复原。（图 17）

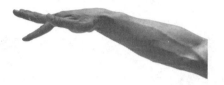

图 17

同时，两脚的第二脚趾相应地向下按压、放松，保持和食指同样的动作。保持一个呼吸。然后，依次是无名指、拇指、小指、中指，同时脚趾也做相应的动作。手指和脚趾下压的速度要缓慢，持续地用力。

俗话说：十指连心，手是第二个大脑，脚是第二个心脏。在人类进化史上，正是因为双手的解放，才刺激了人类大脑的增长，最终产生了现代人类。

有一位女性学员跟我学习气功，这位学员还不到 60 岁，但是曾经有过轻微中风，虽然康复得挺好，但是有高血压、高血脂、高血糖，体形也偏胖。医生警告她，饮食要清淡、运动要规律。其实她一直很注意饮食，也坚持有规律的有氧运动，如快走、登山，可是各项指标就是降不下来。

我教她练习扳指功，首先让她通过扶按桩来体会放松、入静的感觉，让她慢慢地、一点一点地去感觉身体的每一个部位，感受呼吸时腹部的一起一落，感受身体松沉而又挺拔的感觉；然后，让她手指和脚趾相应地一紧一松、一落一起，呼吸和动作相互配合，注意力慢慢地集中在手指和脚趾的动作上面，并时刻提醒她注意呼气，长呼、随吸，自然吸气，觉察呼气时的身体变化。

　　这位学员反映，感觉自己进入一个很放松的境界中，虽然动作幅度不大，但是身上热乎乎，特别是手指、脚趾很有温热感，练完了才发现身上出了很多汗，不过不觉得累，而且精神很健旺，眼睛也特别明亮。练了一段时间以后，各项指标都有了显著的下降。学员心里特别高兴，每天觉得精神饱满，爬山、快走、慢跑，腿脚的力气更足了，更重要的是，身体里散发着运动的渴望，不是为了运动而运动了，是运动成了身体用来表达喜悦的方式。

2. 静以养精，精足而动

　　我平时经常见到这种情况，一些上班族下了班以后，很劳累，无精打采，却硬撑着去锻炼；有一些中老年人也是这样，感觉身体乏力，精力不济，却还要去跳舞、遛弯等。遇到这种情况，我都是建议他们以"静养"为先，不是不动，是要"静动"，在"静"中"动"。这么做的目的是为了积累"精气神"，大家看小孩子每天蹦蹦跳跳，从来也不觉得累，大人想按住他们也按不住，为什么呢？精气神足！自然而然地他们就要跑、就要跳。而人老了以后呢，即使每天坐在那里，也觉得精神不够用，想动也没力气，这是因为精气神不足了。所以重点不是动与不动，而是能不能自觉自愿地去"动起来"！

　　所谓"静极而生动"，气血充足的身体，自然而然地就要动起来。那气血不足的身体呢？应该养气血，而不是盲目地进行大运动量、大强度的运动。

　　平时我接触到很多喜欢锻炼的中老年朋友，他们的锻炼热情那可不是一般的高，早上 5 点出来锻炼，晚上 9 点才回家，比职业运动员的训练还要刻苦。在我看来，这不是在锻炼，这是在"耗"，耗精、耗气、耗神，容易造成"内虚"。

　　要自觉自愿、像孩子一样的动起来，就要身体里精气神充足，特别是对老年人来讲，先养好精神，精足气满，自然而然地就会健步如飞、步履轻快。

3. 动作导引

在跪坐的练习中，我们如何感受阳气的萌动呢？

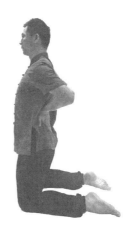

两膝着地成跪立姿势，分开两膝与肩同宽，上体立直，双手放在两后腰上，手心向里，手指向下，目光平视。（图18）

图18

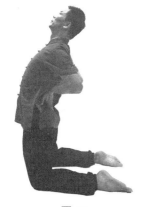

两手慢慢前推，腹部向前，胸口慢慢转向上，目视前上方。（图19）

图19

35

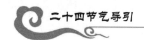

两手顺着臀部向下，按在两脚后跟上，保持腹部向前、胸口向上，抬头，目视前上方。保持 3 或 5 次呼吸。（图 20）

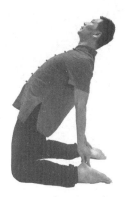

图 20

身体放松，目光平视，两手下落在两脚跟上，手指向前，手心向下，臀部坐在两脚之间。（图 21）

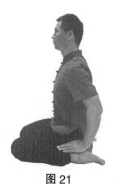

图 21

两掌置于臀部后侧压实地面，腹部向上，保持身体和大腿成一条直线，目视前上方。（图22）

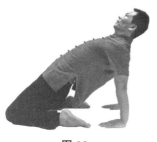

图22

抬左脚向前，脚掌压实地面，左膝伸直，左腿和身体保持一条直线，抬头，目视前上方。保持3或5次呼吸，体会身体收紧的感觉。（图23）

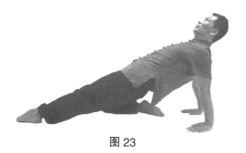

图23

臀部落回地面，左脚收回，还原成跪坐姿势；然后成跪立姿势，两手置于后腰，目光平视。（图24~图26）

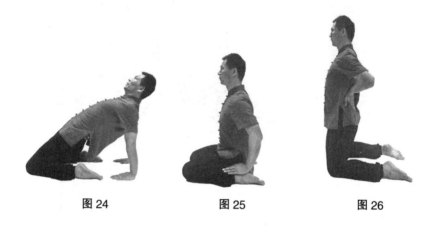

图 24　　　　　　　图 25　　　　　　　图 26

右侧动作与左侧相同，唯方向相反。一左一右为一遍，重复5或7遍。

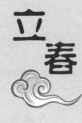

立春

阳气萌发式

原文原图：叠手按髀，

转身拗颈，左右耸引，

各三五度。

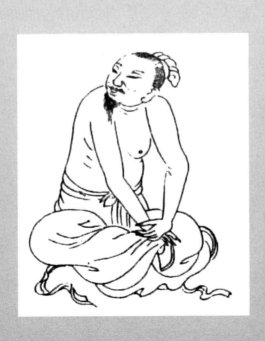

1. 生发的节气

立春被分成三候："一候东风解冻；二候蛰虫始振；三候鱼陟（zhì，上升的意思）负冰。"说的是东风送暖，大地开始解冻，再过五天，蛰居的虫类慢慢在洞中苏醒；又过五日，河里的冰开始溶化，鱼开始到水面上游动，此时水面上还有没完全溶解的碎冰片，如同被鱼驮在背上一般浮在水面上。

几千年来，立春都是中国人极为重视的一个节气，上至天子，下至庶民，在这一天都要举行各种各样的活动，以示对天命的敬畏，对农事的重视。

《黄帝内经》上说：冬三月，此谓闭藏。在冬季里，水面结冰，大地冻裂，所以人不要扰动阳气，要早睡晚起，要等到日光出现再起床，这是顺应冬气、养护人体闭藏机能的法则。

经过了一个冬天的闭藏，春天生发的时刻终于来临了！

春天在五行属木，树木在春天开始长出绿叶、抽出新枝，这是生发之象，所以五行对应五化，春天主生。

五行：木 火 土　金 水

五化：生 长 化　收 藏

五季：春 夏 长夏 秋 冬

2. 打开胸腔和两胁

立春时节，人的身体也要舒展，首要的就是打开胸腔和两胁。

胸腔里的十二对肋骨像十二层楼台一样，层层累积在一起，这叫作"十二重楼"。唐代诗人吕岩写了一首很有名的论述修炼的诗——《七言》，诗中有这样一段话：

十二楼台藏秘诀，五千言内隐玄关。

方知鼎贮神仙药，乞取刀圭一粒看。

割断繁华掉却荣，便从初得是长生。

十二楼台又名十二重楼，还可以细分为小重楼、大重楼，小重楼指颈部的气管软骨，大重楼就是指十二对肋骨。一般所说的"十二重楼"，包括了"大小重楼"。生命存在于呼吸之间，修炼的气机就在十二重楼中流传，所以十二重楼被称为"生死玄关"，藏有养生秘要。

不只是立春时节，即使是平时，也要多做伸展运动，以打开胸腔和两胁。

比如双手侧平举，每天坚持 5~15 分钟，是防止心脏萎缩、心功能减退的最简单有效的方法。这个动作不仅可以锻炼双侧肩膀的肌肉，还可以锻炼颈椎两侧的肌肉。如果在侧平举动作中出现心跳快、心慌、心绞痛等反应，则证明心脏功能不是很好。

我在教课的时候，如果天气允许，会让学员们来到室外，展开手臂，收颏缩项，注视蓝天或者白云，同时把注意力集中在身体上，感受身体的舒展。

学员们反映，当仰望着深邃的蓝天，或者当眼睛随着云卷云舒、心绪放松自然地飘荡时，身体会越来越舒展，心情也越来越放松，油然而生心旷神怡之感。

3. 李白为何"以手抚膺"

在我们的手臂"前后、上下、左右"打开的过程中，随着手臂、胸腔、腋窝的拉伸打开，可以抻拉腋窝。腋窝是人体当中血管、淋巴、神经最多、最丰富的地方，窝内有淋巴结群，汇集了上肢胸壁和背部浅层的淋巴。

这时如果可以配合上按摩腋窝，效果就更好了：可以促进全身血液的回流通畅，能让身体更好地获得更多的养分和氧气，可以调和气血、延缓衰老。

另外这个动作还可以激发胸腺的功能，增强人体免疫力。

唐朝诗人李白在《蜀道难》中写到：扪参历井仰胁息，以手抚膺（yīng）坐长叹。"膺"是形声字，带有"月"字旁，指的是"胸"，比如我们经常说的一个成语"义愤填膺"，就是义愤充满了胸腔的意思。

古人经常说到"抚膺"这个词，抚膺就是以手抚胸，以抒发心中的郁闷。

为什么抚胸能纾解愁苦呢？

抚膺就是"抚按胸腺"。胸腺位于胸骨柄后方的前纵隔上部，腺体后面附于心包及大血管前面，由不对称的左、右两叶组成。

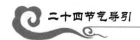

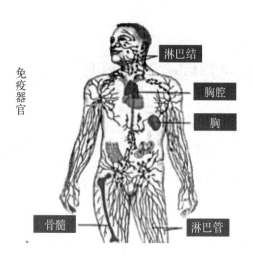

免疫器官

淋巴结

胸腔

胸

骨髓

淋巴管

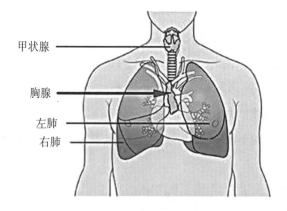

甲状腺

胸腺

左肺

右肺

　　每一个人生下来就有胸腺，出生时约 10~15 克重；2~3 岁时胸腺开始成长，到了青春期的时候最重达 40~50 克，40 岁后开始萎缩；一般在 70~80 岁之间，胸腺就完全萎缩了。

　　胸腺是人体免疫系统的总部，当疲惫或者心情低落的时候，人就容易生病，就是因为这时的免疫力处于一个比较低下的水平，所以人体的本能反应就出来了——抚膺（抚按胸腺）。

　　越健康的人，胸腺的敏锐度越高；健康人的胸腺轻轻一压，就会感觉到疼痛。如果揉按时没有感觉，那说明身体的免疫力比较低下，需要引起足够的重视。

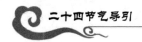

4. 动作导引

让我们来进行坐式的练习。

盘坐，抚按胸腺。

怎么抚按呢？手掌的正中对准胸骨的正中，手掌的上缘靠近锁骨，从上往下按摩大约一个手掌的宽度；每次按摩 30~50 次，按摩时稍用力。（图 27）

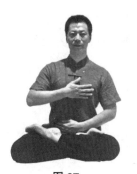

图 27

然后，双手胸前合掌，手指自然向上，目光平视。（图28）

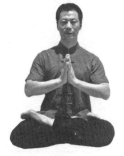

图 28

掌心拧转，两掌下落至大腿根部，左掌在上，右掌在下，目光平视。（图29）

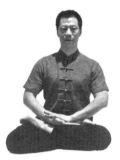

图29

两掌向右侧牵拉，置于右大腿上，同时向左转头，目视左前方。（图30）

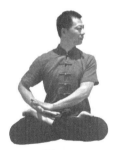

图30

随着左肩下沉，下颌上抬，目视左前上方。保持3或5次呼吸。（图31）

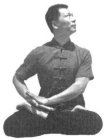

图31

头部还原，两掌回到中间，拧转掌心成立掌，立于胸前。（图32）

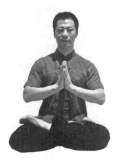

图32

右侧动作与左侧相同，唯方向相反。一左一右为一遍，重复5或7遍。

在练习中，臀部压实地面，相当于底盘被固定住，然后转头上视，把脊柱慢慢向上拉伸，体会对拉拔长的感觉。

脊柱的拉伸就像树木的生长，让身体这棵大树根扎得深、枝干长得茁壮，阳气才能缓缓生发起来。

雨水

脊柱偏引式

原文原图：叠手按胫，拗颈转身，左右偏引，各三五度。

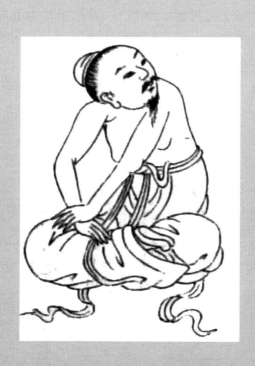

1. 舌要生水，人才能活

"生木者必水也"，有雨水的滋养，树木才能长高长大，所以说"春雨贵如油"。

雨水节气分为三候："一候獭祭鱼；二候鸿雁来；三候草木萌动。"此节气，水獭开始捕鱼了，将鱼摆在岸边如同先祭后食的样子；大雁开始从南方飞回北方；在"润物细无声"的春雨中，草木随地中阳气的上腾而开始抽出嫩芽。从此，大地渐渐开始呈现一派欣欣向荣的景象。

地球表面 75% 的面积是水，人体的重量中也有 75% 是水，这是偶然的巧合吗？

饮食饮食，先"饮"后"食"。民以食为天，食以饮为先。没有哪种营养物质能像水一样广泛地参与人体功能。人体的每一个器官都含有极其丰富的水，血液和肾脏中的水占 83%，心脏为 80%，肌肉为 76%，脑为 75%，肝脏为 68%，就是骨头里也含有 22% 的水分。

生命由细胞组成，细胞必须"浸泡于水"才得以成活。婴儿的含水量占体重的 80% 以上，而老人体内含水量只有 50%~60%。年轻人细胞内水分占 42%，老年人则只占 33%，干燥是老化的主要表现，老人因为皮下组织渐渐萎缩而产生皱纹。

　　人老的过程就是失去水分的过程。人可以几天不吃饭，但不可以一天不饮水，人体如果失去占体重 15%~20%的水量，生理机能就会停止，继而死亡。

　　仓颉造字，把"水"和"舌"组合在一起，变成"活"字。人要"活"，必要有水，舌下生水才能活。

2. "舌抵上腭"的几种方法

土地有了水才有生命力，人体的"土地"是什么呢？脾在五行中属于土，脾就是人体中的土地，脾和胃是表里关系，所以胃也属于土。脾+胃=土+土，两个土字摞在一起，就是一个"圭"字，舌头的形状像一把刀，舌抵上腭，口中生津，咽入腹中，这叫作"饮刀圭"，是道家养生术中很重要的一个方法。在立春节气中提到的《七言》诗中有"乞取刀圭一粒看"之句，即为此意。

舌要生水，用的方法就是"舌抵上腭"。把手指伸进上腭可以摸到两个小窝，修道之人把它们称为"天池"，这不是针灸的穴位，而是修炼的关窍。

说起舌抵上腭，很多朋友都知道，但具体抵在上颚的什么部位呢？这就众说纷纭。

第一种说法，唇齿轻轻闭合，舌尖及舌面前部自然贴在上齿根处，即舌尖轻轻顶在上齿与牙龈之间。

第二种说法，舌面向上，平贴上颚。

第三种说法，卷舌塞喉，就是舌尖反卷过来成90°，以舌尖底面顶到上腭部位。

依据我个人的体验，三种方法可根据个人习惯及练功深入程度选择使用，或者对三者进行比较体会之后，选择一个最适合自己的方法。

　　我有一位 50 多岁的朋友，是某单位的部门领导，农村家庭出身，因为年轻时生活条件不好，17 岁就有胃病，胃溃疡、胃下垂，很顽固，屡治屡犯。两年前我教他"舌抵上腭"和"吞津"，没事就舌抵上腭，待口中生满津液，一口分三咽，咽下时要汩汩作响。他坚持了一个星期，就感觉胃病有了好转；坚持一个月，有了明显转变；三个月以后，吃冷的、热的、硬的都不怕了，这在以前是想都不敢想的。现在养成了习惯，有事没事就"舌抵上腭"和"吞津"，形成了日常习惯，再加上坚持运动，身体素质也越来越好。

3. 动作导引

水能滋润万物，有了水的滋养，关节才能灵便，皮肤、血管才能更有弹性。所以，本动作通过脊柱的慢慢拧转，配合呼吸，促进气血的循环，濡养筋骨。

盘坐，两手合掌立于胸前；随着呼气，身体前俯45°，两手交叠落在小腿上，两掌心向下，右掌在上、左掌在下；目视前下方。（图33、图34）

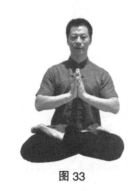

图33

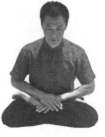
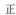

正

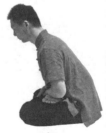

侧

图34

向左转身，头随身转，目视左后方。保持 3 或 5 次呼吸。
（图 35）

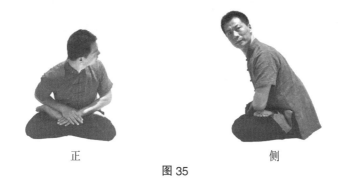

正　　　　　　　　　　　　　　侧

图 35

头转正，身体中正，双手合掌立于胸前。（图 36）

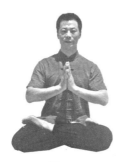

图 36

右侧动作与左侧相同，唯方向相反。一左一右为一遍，重复 5 或 7 遍。

惊蛰

握固吐纳式

原文原图：握固、
转颈及肘后向顿掣，
日五六度。

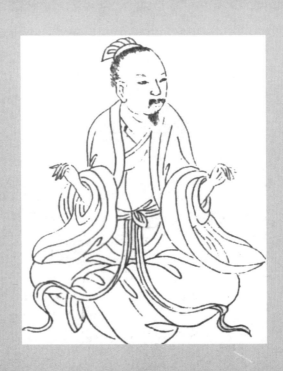

1. 人体的鼓声——"鸣天鼓"

惊蛰一声雷，唤醒了冬眠中的蛇虫鼠蚁，家中的爬虫走蚁也会应声而起，四处觅食。

惊蛰三候："一候桃始华；二候仓庚（黄鹂）鸣；三候鹰化为鸠（jiū，布谷鸟）。"鹰当然不会变成布谷鸟，其实这里说的是春天打猎的规定。礼书说，周代的制度为四时田猎：春搜、夏苗、秋狝（xiǎn）、冬狩（shòu）。春天打猎不捕幼兽，不采鸟卵，不杀有孕之兽，不伤未长成的小兽，不破坏鸟巢，围猎捕杀要围而不合，不能一网打尽等，这就叫作"春搜"，体现了"春生"之意，春天有好生之德，凶猛的老鹰也受到了感召，古人迷信地认为老鹰可以变身成为温顺的布谷鸟。

惊蛰三候所代表的花信为："一候桃花，二候杏花，三候蔷薇。"雷声催发了万物，花儿就要开放了。黄鹂鸟也开始了欢快地鸣叫。

宇宙里的雷声对应着人体中的鼓声，宇宙以雷声催发万物，人体以鼓声激发气血，可人体的鼓声来自哪里呢？

我们经常把天比作阳、地比作阴，把头比作阳、足比作阴，天上有雷声，头部也有雷声，头部的雷声就是"鸣天鼓"，就是人体的鼓声。

"鸣天鼓"的养生方法最早见于全真教著名的道士丘处机写的《颐身集》，原书这样描述"两手掩耳，即以第二指压中指上，用第二指弹脑后两骨作响声，谓之鸣天鼓（可去风池邪气）"。据传乾隆皇帝每天都要"鸣天鼓"。

有一次我在教课的时候，向学员们讲到丘处机这个人的时候，有学员很吃惊地问我：丘处机不是金庸武侠小说里的人物吗？

小说不能代替历史教育，金庸的很多小说是基于基本的历史事实改编的，小说中的丘处机是真实存在的一位历史人物，是一位很有名的道士，丘处机的生日是正月十九，在北京、天津地区，这一天被称为燕九节（为纪念丘处机诞辰而设），是老北京的著名风俗之一。北京白云观就是为纪念丘处机而建的著名道观。

"鸣天鼓"的时候，要把注意力集中在"鼓声"上面。把呼吸和敲击配合好，通过默数敲击的次数，达到"数息法"（佛教通过默数呼吸次数来消除杂念的方法）的效果。

在鸣天鼓的时候，不是一次弹击几下或者十几下就可以的，起码要做到一次弹击36下，可以早中晚各做一次。要有一个量的要求，这样才能把时间拉长，让心慢慢地静下来。

鼓音主"震"，打鼓都是咚咚作响的，震卦的方位在东方，主生发，所以不管是佛教的寺院还是道教的道观，里面都有鼓，击鼓的目的是为了让修行之人时刻保持一颗勇猛精进的心。

2. 乾隆皇帝的长寿秘诀

乾隆皇帝曾把他的长寿秘诀归纳为 16 个字，即 "吐纳肺腑，活动筋骨，十常四勿，适时进补"。

所谓 "十常四勿"，就是有十件事要常做、四件事不要做。这十件事是 "齿常叩，津常咽，耳常弹，鼻常揉，睛常运，面常搓，足常摩，腹常施，肢常伸，肛常提"；另外四件事是 "食勿言，卧勿语，饮勿醉，色勿迷"。

从始皇帝秦始皇到末代皇帝溥仪，两千五百年的历史中，总共有 83 个王朝、559 位皇帝。其中生老病死可查的皇帝约有300 人，这些皇帝的平均寿命是多少呢？39 岁！

哪位皇帝最高寿？就是大家所熟知的乾隆！活了 89 岁。

直到暮年，乾隆皇帝仍身康体健。当年英国大使马嘎尔尼觐见乾隆皇帝后，在日记中写道："观其风神，年虽八十三岁，望之如六十许人，精神矍铄，可以凌驾少年。"

可见 "十常四勿" 在保持乾隆皇帝身体健康方面确实起到了很大的作用。

那乾隆皇帝是从哪里学来的呢？是从元末明初著名道士冷谦所著的《修龄要旨》中学来的。

在金庸先生的武侠小说《倚天屠龙记》中，冷谦与彭莹玉、说不得、张中、周颠，合称明教 "五散人"。在小说里，冷谦说话极简洁，从不肯多说半句废话，但又处事公正，具有

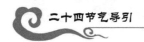

很高的威望。

冷谦在历史上确有其人，金庸先生将这位历史人物进行了艺术化再创造。

历史上真实的冷谦是位很有名的道士，写了一部《修龄要旨》，书中的很多理论、观点、方法流传至今。本丛书第一册《八段锦养生智慧》中提到的"一吸便提、气气归脐，一提便咽、水火相见"这十六字诀就出自《修龄要旨》中的《长生一十六字妙诀》。

后人把《修龄要旨》中的养生方法归结为简便易行的"十六宜"：发宜常梳，面宜常擦，目宜常运，耳宜常弹，齿宜数叩，舌宜舐腭，津宜数咽，浊宜常呵，背宜常暖，胸宜常护，腹宜常摩，谷道宜常提，肢节宜常摇，足心宜常擦，皮肤宜常干，大小便宜禁口勿言。

（1）发宜常梳：古称栉发，每次梳头不少于100下，动作要轻柔。

（2）面宜常擦：古称浴面。搓热两手，以中指沿鼻部两边自下而上，带动别的手指，擦至额部，向两边分开，经两颊而下。每次不少于做10遍。常做可使脸部光泽，防止皱斑。

（3）目宜常运：古称运睛。双目先从左到右转动不少于10次，再从右向左同等次数，转时要慢。如此转动后，将双目紧锁一会儿，再突然大睁。此法可缓解视疲劳，防治青少年近视和老年青光眼。

（4）耳宜常弹：古称击探天鼓、掩耳弹枕。两掌心掩耳，默数鼻息9次，然后以食指压在中指上，轻叩后脑部24次，听到咚咚响声。此法可醒脑健耳，防治头晕耳鸣。

（5）齿宜数叩：古称叩齿。嘴唇轻闭，上下齿叩击24次，略带咬劲。常做叩齿能够固齿。

（6）舌宜舔腭：舌抵上腭，直至满口生津，然后慢慢咽下。

（7）津宜数咽：古人对口水极为注重，称为金浆玉醴，是人体之宝。咽口水能灌溉五脏六腑，润泽肢节毛发。做完上述叩齿舔腭，待口水增多至满口时，鼓嗽36次，将口中津液分3次咽下，喉部汩汩有声，以意送至下丹田。

（8）浊宜常呵：古称鼓呵。顺腹式呼吸（吸气鼓腹、呼气收腹），待胸腹部感到气满时，稍昂首慢慢张口，呵吐浊气，做5~7次。此法可消除胸中烦闷。

（9）腹宜常摩：古称摩脐腹、摩生门。搓热两手，然后相叠，贴着肉或隔单衣，用掌心在以肚脐为中心的腹部，按顺时针方向分小圈、中圈、大圈各转摩12次。此法可顺气消积。

（10）谷道宜常提：古称撮谷道（即提肛，肛门古称谷道）。吸气时稍用力提肛门和会阴，稍停，呼气放下，做5~7次。此法可益气养神。

（11）肢节宜常摇：四肢要经常运动，形劳而不倦，运动后要感觉精神健旺、精力充沛。

（12）足心宜常擦：古称擦涌泉。赤足或隔薄袜，用左手把住左足趾，以右手掌的劳宫穴慢慢擦涌泉处50~100次，然后换擦右足涌泉。此法能固肾暖足，使心肾相交，提高睡眠质量。

（13）皮肤宜常干：古称干浴。从头顶百会穴开始，用手沿身体各部位往下擦拭皮肤，如同在洗浴，所以叫作干浴。此法可使皮肤有光泽和弹性。

以上十三宜中，发宜多梳可在早晨为之；面宜多擦可在睡前或起床后为之；足心宜常擦可在睡前洗脚后为之。别的十宜可按上述次序用坐势每日做两三次，动作宜轻柔缓慢，精神集中。

（14）背宜常暖、（15）胸宜常护：前胸后背都需保暖而勿受寒。

（16）大小便宜禁口勿言：大小便时，咬牙不要说话，古人以为此法可使精气不随大小便而外泄。

3. 动作导引

盘坐，目光内含，两手握固收于大腿根部，叩齿 36 次（两侧的磨牙上下叩击，略带咬劲）。（图 37）

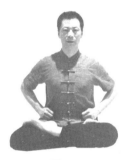

图 37

然后，两肩胛骨向后夹紧，两拳置于腰侧，舌抵上腭，唇齿轻闭，仰头，目视前上方。保持 1 或 3 次呼吸。（图 38）

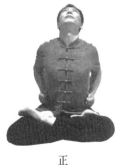

正

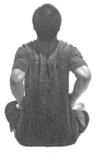

背

图 38

随着呼气，下颌内收，头部转正，肩胛松开，两拳回到大腿根部；呼气时张口，舌头下落，舌面放平，气流从喉中直接呼出，发"呵（hē）"音，吐音不要发声；目光平视。（图39）

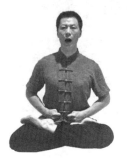

图 39

接着，唇齿轻闭。头部一抬一落为一遍，重复 5 或 7 遍。

以上动作也适用于办公室人群。有位朋友颈椎出了问题，他在工作时间基本上都是伏案的姿势，我教了他一个动作：

两手放在臀后支撑身体，手掌用力向下压，脊柱用力向上伸展，抬头，伸直后背，两个肩胛骨紧靠在一起，坚持 3 分钟再放松。每个小时做 1 次。（图40）

朋友坚持了一段时间以后，竟然上瘾了，他说做完以后后背特别舒服，颈椎、腰椎的问题竟然都减轻了。

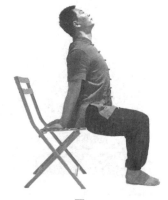

图 40

春分

分掌侧摆式

原文原图：伸手回头

左右挽引，

各六七度。

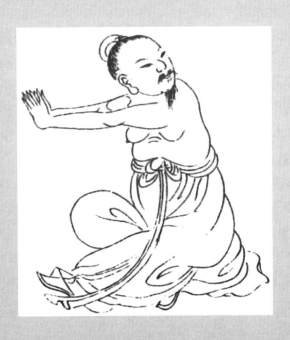

1. 阴平阳秘，精神乃治

在每年的春分这一天，北京的日坛都会被装扮一新，特别是在明、清两朝，日坛是明清历代皇帝祭祀大明之神（即太阳神）的专门场所。

"春分祭日，秋分祭月，乃国之大典"。

春分的意义，在于一天之中的白天与黑夜正好是平分的，南北半球昼夜相等。

春分分为三候："一候元鸟至；二候雷乃发声；三候始电。"是说春分日后，燕子便从南方飞来了，下雨时天空便要打雷并发出闪电。

春分是伊朗、土耳其、阿富汗、乌兹别克斯坦等国的新年，已经有 3000 多年的历史了，可见世界各国人民对春分这一天都是非常重视。

有人问过我一个问题，是关于"惊蛰"和"春分"的打雷问题，人们经常说"惊蛰一声雷"，但春分三候中"二候雷乃发声"。这两者是否有矛盾呢？

其实两者并不矛盾："惊蛰之雷"一般是旱雷，只是把虫子震动出土而已，而且雷声很少，15 天中偶尔一两次；春分之"雷"一般是雨雷，且次数频繁，是真正意义上的雷雨季节。

由于春分节气平分了昼夜、寒暑，人们在保健养生时应注意保持人体的阴阳平衡状态。如何运用阴阳平衡规律，协调机体功能，达到机体内外的平衡状态，使人体这一有机整体始终保持一种相对平静、平衡的状态，这是养生保健的根本。所以《黄帝内经·素问·生气通天论》上说"阴平阳秘，精神乃治，阴阳离决，精气乃绝"。"阴平阳秘"中的平、秘都是一个意思：平衡。"阴平"即阴气平顺，"阳秘"即阳气固守，是阴阳两者互相调节而维持的相对平衡。

2. 阴阳平衡，身心康健

如果我们把水比喻成阴、把火比喻成阳，则春雨绵绵之水为阴、电闪雷鸣之火为阳，水火交融才能阴阳平衡，所以雨中的闪电既有水又有火，正好象征着坎卦 ☵，上下阴爻为水、中间阳爻为火，水中有火，水火共生。按照中国的传统理论，水中之火才是"真火"。同样的道理，火中之水（离卦 ☲）才是"真水"，那什么水能在火中存在呢？答案是酒水。能够燃烧的酒水才是"真水"，所以传统文化认为适量饮酒对身体健康是有帮助的，因为健康的身体里需要水火保持着平衡的关系。

春分节气平分了昼夜、寒暑，健康的身体恰如春分，保持着肾水与心火的交融协调共生状态；而肢体动作的起落开合、中正舒展可以促使人体气血通畅，有利于保持人体的阴阳平衡状态。

我们在练习动作的时候，都会有这样一个体会，那就是等动作练熟了，不用刻意去追求，动作就会自然和呼吸配合起来，就像我们在走路的时候，并不用去想先迈哪只脚一样。不管练习多么复杂的动作，都脱离不了"起落开合"四个基本环节，并和"呼吸吐纳"融合在一起，按照"起吸落呼、开吸合呼"的规律进行。如果动作和呼吸的配合要协调、自然，要完美地进行融合，就一定要遵循"动缓息长、动息相随"的原则，也就是说动作缓慢才能气息深长，动作要左右对称、舒展大方、"中正平和"，才能最大限度提高人体的通气、换气功能，气为血之帅、血为气之舍，气为阳、血为阴，气血交融，达到阴平阳秘、阴阳和谐之目的。

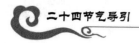

3. 动作导引

盘坐，两手握固置于大腿根部，目光内含。（图41）

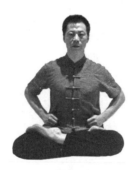

图41

两臂侧起，握固变掌，两掌外旋，两臂举至与肩同高，尽量向后翻转至手心向上，同时转头，目视左方。（图42）

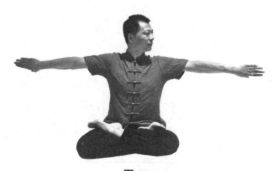

图42

两掌内旋转手心向下，两臂前收成前平举，同时头部转正，目光平视。（图43）

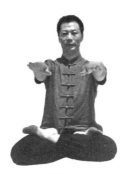

图 43

两掌边落边握固，置于大腿根部，目光内含。（图44）

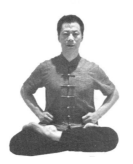

图 44

右侧动作与左侧相同，唯方向相反。一左一右为一遍，重复5或7遍。

清明

左右开弓式

原文原图：正坐，换手左右各如引硬弓，各七八度。

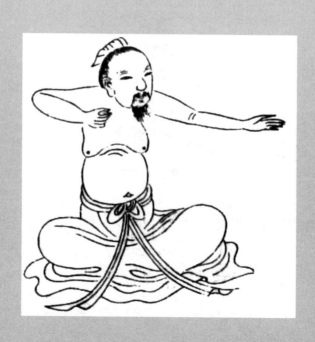

1. 气清景明，万物以荣

清明一到，气温升高，大地呈现春和景明之象，所以古代的历书上说"气清景明，万物皆显，因此得名"。中华民族传统的清明节大约始于周代，距今已有两千五百多年的历史。

"清明时节雨纷纷，路上行人欲断魂。"清明是最重要的祭祀节日之一，是扫墓祭祖的日子，祭奠亡灵、思念亲人，中国人的伦理道德尽在其中。

"亲戚或余悲，他人亦已歌。"清明时节，文人骚客们带上酒具，寻一山青水秀之处，三五成群临水而坐，曲水流觞，吟诗作赋；家家户户扶老携幼，提着冷食来到郊外踏青、放风筝、荡秋千；按照现在的说法就是野餐聚会、开派对（party）。

清明节气，是春耕春种的大好时机。清明三候："初候桐始华；二候田鼠化为鴽（rú）；三候虹始见。"意思是，在这个时节先是白桐花开放，接着喜阴的田鼠不见了，全回到了地下的洞中，然后是雨后的天空可以见到彩虹了。鴽，鹌鹑属。古人认为：阳气盛则鼠化为鴽，阴气盛则鴽复化为鼠。虹是阴阳交会之气，纯阴纯阳则无，若云薄漏日，日穿雨影，则虹见。

2. 怎样"广步于庭"

《黄帝内经·素问·四气调神大论》中说："春三月，此谓发陈，天地俱生，万物以荣，夜卧早起，广步于庭，被发缓形，以使志生，生而勿杀，予而勿夺，赏而勿罚，此春气之应，养生之道也。逆之则伤肝，夏为寒变，奉长者少。"

怎样"广步于庭"呢?

推荐一个"脚后跟接脚尖"的走路方法：把一只脚放在另一只脚的前方，让脚后跟接触到另一只脚的脚尖，直直地向前行走，行走速度要缓慢，在行走时保持身体正直，目光平视，舌抵上腭，平心静气，吸气起脚、呼气落步，感受双脚和地面及彼此之间的接触，每天练习 3 次，每次 15 分钟。

我曾经教过很多朋友练习这个方法，看似很简单，一走起来，朋友们才发现身体竟然很难保持平衡，而且速度越慢越难保持平衡。

为什么不容易保持平衡呢? 首先是腿部力量不足，特别是大腿内侧的肌肉力量不足。其次是大脚趾没有主动地、有意识地抓地，所以脚趾的力量不足。

经常这样练习能够有效增强腿脚的肌肉力量，改善和提高脑部的平衡功能，提高注意力，尤其适合中老年人和缺乏运动人士练习。

3. 动作导引

春天广步于庭是为了"以使志生"，不仅下肢需要伸展，上肢也要伸展。

盘坐，胸前合掌，目光内含。（图45）

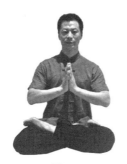

图45

两掌分开前推，至与肩同宽，手心相对，手指朝前，目视前方。（图46）

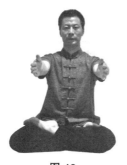

图46

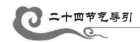

两臂左摆，左臂伸直，右臂屈肘，两臂保持平行，目随手走；然后右肘向右侧拉伸，目视左掌，保持两臂平行。（图47、图48）

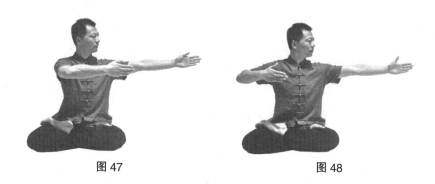

图 47　　　　　　　　　　图 48

两掌屈拇指、无名指和小指成"剑指"，绷直食指和中指；左剑指尽力向左侧伸展、右肘尽力向右侧伸展。（图49）

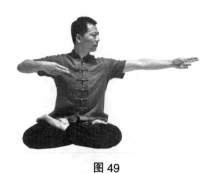

图 49

剑指变掌，两臂前摆收回，手臂自然伸直，手心相对，手指朝前；然后合掌立于胸前，目视前方。（图50、图51）

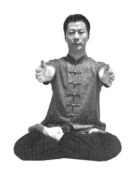
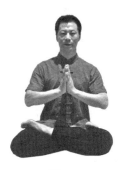

图50   图51

右侧动作与左侧相同，唯方向相反。一左一右为一遍，重复5或7遍。

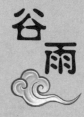

谷雨

按揉大包式

原文原图：平坐换手，

左右举托，移臂左右掩乳，

各五七度。

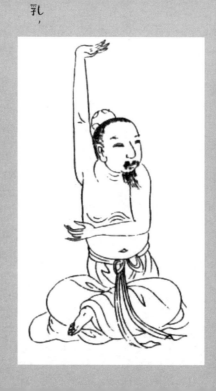

1. 思虑与脾的关系

谷雨分为三候："初候萍始生；二候鸣鸠拂其羽；三候戴胜降于桑。"是说谷雨后降雨量增多，浮萍开始生长；接着布谷鸟便开始提醒人们播种了；然后是桑树上开始见到戴胜鸟。

谷雨代表着"雨生百谷"的意思，是春季的最后一个节气。谷雨至代表着时至暮春。这时气温升高较快，人们开始有炎热之感。

同时，这个时期脾的运化功能开始旺盛，会使胃也强健起来，从而使人体的消化功能处于旺盛的状态。

《黄帝内经》上说："脾在志为思"，意思是说脾胃的功能与思虑的关系很密切，思虑过度会伤脾，伤脾就容易导致茶饭不思、日渐消瘦。

宋代著名的词人柳永写过"衣带渐宽终不悔，为伊消得人憔悴"的名句，就是对因为得了相思病从而日渐消瘦的最好注解。另外，在《红楼梦》里、在"梁祝"故事里，我们都能见到很多因为相思而成疾的故事。

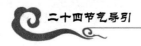

2. 大包穴的作用

有一位中年女性朋友跟着我锻炼身体，她在政府机关主管一摊事，比较烦琐，经常要处理群众的很多琐碎又棘手的工作，时间长了，出现了睡眠浅、失眠多梦、肚子胀、胸闷、咽喉不适等各种症状。

经过锻炼，虽然有改善，但还是没有完全消除，我就让她在锻炼中或者日常生活中增加一个自我按摩的环节：揉按大包穴。

大包穴是脾经的最后一个穴位，临床常用，位于身体两侧，腋中线上，第六肋间隙。

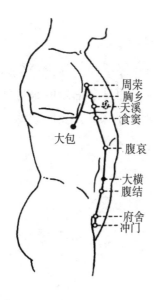

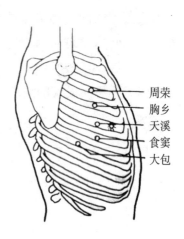

男性的乳头正对着第四肋骨，向下数两个肋骨就是第六肋，沿着下缘滑向身体两侧，到腋中线的位置，便是大包穴。

女性朋友找这个穴位的方法与男性不一样，需要用手找到对侧肩胛骨的下角，那里平对的是第七肋间隙，沿此肋间隙滑到腋中线位置，再向上一个肋间隙的位置，便是大包穴。

这位朋友告诉我，一开始按摩大包穴的时候，感觉特别痛，痛得直流眼泪，坚持揉按了一会，疼痛逐渐减轻，变得酸胀，肚子、嗓子、胸口也渐渐觉得轻松了。

后来，她每天坚持自我按摩大包穴，加上练习八段锦等，身体和心情都越来越好。

不知道大家注意到没有，得相思病的女性比男性明显要多，这是因为女人思虑多、爱纠结，有些还喜欢钻牛角尖，所以思虑重，伤及脾胃，导致消化功能减弱，吃饭不香、没有食欲，严重的会腹胀、胸闷、头晕、气短，做什么事情都没有精神，整天懒洋洋的。遇到这种情况，除了自我心理调节，还可以自我按摩大包穴。

为什么大包穴这么厉害？

从这个穴位的名称上就可以看出来，"大包"就是"无所不包"的意思，从中医学的解释来看，大包穴"统领阴阳诸络，灌溉五脏"，所以具有强大的功能。

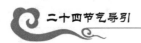

3. 动作导引

盘坐，两手胸前合掌；然后，两掌分开前推至手臂伸直，手心相对，手指朝前；接着，两臂左摆，左臂伸直，右臂屈肘，右手食指（或中指）点按大包穴，同时转头目视左手。（图 52~图 54）

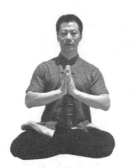

图 52

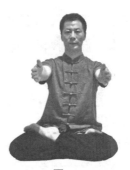

图 53

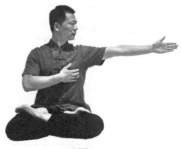

图 54

左臂上举，转手心向上、手指向右，沉肩，同时向右转头。（图55）

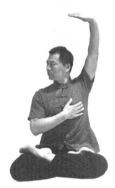

图 55

左臂保持不动，掌根上撑、左肩下沉；右手食指（或中指）缓慢、持续、用力地揉按大包穴，24 或 36 次。

左臂还原，目视左手，右手轻抚腋下；然后两臂向前成前平举，手心相对，手指朝前；最后合掌立于胸前，目视前方。（图56~图58）

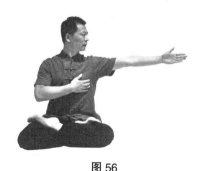

图 56

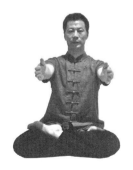

图 57

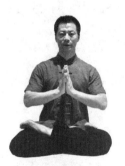

图 58

　　右侧动作与左侧相同，唯方向相反。一左一右为一遍，共做 1 或 3 遍。

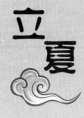

立夏

反手抱膝式

原文原图：闭息暝目，
反换两手抑掔两膝，
各五七度。

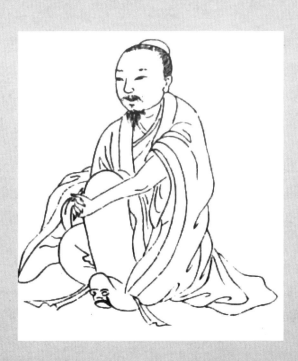

1. 五脏有疾，当取十二原穴

立夏分为三候："初候蝼蝈（lóu guō）鸣"，蝼蝈一类的昆虫开始在田间、塘畔鸣叫觅食了。"二候蚯蚓出"，由于地下温度持续升高，蚯蚓由地下爬到地面呼吸新鲜空气了。"三候王瓜生"，王瓜也叫土瓜，这时已开始长大成熟了。

中医认为"夏气与心气相通"，立夏养生要注意早睡早起，重视"静养"，避免运动过后大汗淋漓，"汗"出伤阳。

起床前可以平躺着转动脚踝、手腕，以增强体质、养护心脏。

《黄帝内经》上说："五脏有疾，当取之十二原。"意思是，五脏六腑的疾病可以通过十二个原穴进行治疗。《黄帝内经》上还说："凡此十二原者，主治五脏六腑之有疾者也。"

十二原穴在哪里呢？每个脏腑对应着一个原穴，十二个脏腑就有十二个原穴。

十二原穴的歌诀如下：

肺渊包陵心神门，大肠合谷焦阳池，小肠之原腕骨穴，足之三阴三原太，胃原冲阳胆丘墟，膀胱之原京骨取。

具体的对应关系如下：

肺–太渊、心包–大陵、心–神门

大肠–合谷、三焦–阳池

小肠–腕骨

肾－太溪、肝－太冲、脾－太白

胃－冲阳、胆－丘墟

膀胱－京骨

留心观察一下，这十二原穴都在手腕、脚踝的周围，所以转动手腕、脚踝可以刺激原穴，继而达到锻炼五脏六腑的作用。

特别是老年人，早上醒了以后不要急着起床，慢慢地转动一下踝、腕关节，等全身的气血都运转起来，再起身下床。

立夏以后天亮得早，人们起得早，而晚上相对睡得晚，易造成睡眠不足，所以要增加午休。正午1点到3点气温最高，人容易出汗，午饭后消化道的血供应量增多，大脑血液供应相对减少，所以，中午人们总是精神不振，昏昏欲睡。

对中午不能午休的上班族来说，午间时分可以听听音乐或闭目养神30分钟左右。

午睡时间要因人而异，一般以半小时到1小时为宜，时间过长让人感觉没有精神。睡觉时不要贪凉，避免在风口处睡觉，以防着凉受风而生病。

2. 养护心脏的小方法

第一，起床后做扩胸运动。

注意扩胸动作要配合呼吸，手臂前摆时吸气、后摆时呼气，或者手臂打开时吸气、回收时呼气。

通过扩胸运动，使心脏得到有规律的舒张、收缩，可以锻炼心脏负荷能力，疏通心脏组织内的血管，尤其是冠状动脉的扩张、收缩能力得到提升，通血量加强，心脏得到更好的滋养，心脏泵血能力增强，使得人体各个器官组织供血量增多。

内脏功能强大了，反过来使得心脏的环境得到更好的改善，人的情绪也会好转，好的情绪又激发心脏功能强健，这样一来，良性循环，心脏的功能衰弱、冠心病、心绞痛、胸闷、气短、上下楼就喘个不停等大大小小的毛病得到不断改善，以至于陈年老病也会在锻炼中不知不觉地消失了。

第二，转动脚踝，锻炼下肢。

如果说脚是人体第二心脏的话，脚踝可以称其为连结两颗"心脏"间的重要交通枢纽。血流经过这个枢纽后就可以奔向"第二心脏"高速行驶了。如果此处通行受阻，那么回流到心脏的静脉血液会直接受到影响。

　　脚踝上分布着淋巴管、血管、神经等重要组织，时常转转脚踝，或者做些拉伸、回勾等动作，可以带动全身血脉的通畅，所以老年人要格外注意脚踝的保暖，尽量穿稍长些的裤子，以保护脚踝免受风寒。此外，除了转动脚踝，踮脚的动作也有相同的功效。

　　很多人曾有坐后突然站起会头晕的感觉，这是体位性低血压所致，而常练下蹲可以改善这种情况。

　　蹲下及站起的过程，会增强心脏血液的流动性，为血液循环增加动力，完成有效的脑部血液供应，同时心脏的负荷增加，也会锻炼心脏的应激能力。

　　膝盖功能不好的老年人，练习下蹲要循序渐进，开始时可只做屈膝状，逐渐至半蹲，锻炼时最好有家人陪同，而且不宜急速起身。

　　在"导引治未病丛书"第一册《八段锦养生智慧》中，我们专门讲了"靠墙静坐"（经反复考量，用"静坐"比"静蹲"更贴切）的练习，通过保持静坐，还能锻炼膝关节的耐受力，减轻膝关节疼痛的问题。

　　第三，心胸取内关。

　　在"四穴总歌"里有这样一句：心胸取内关。

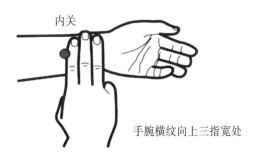

内关

手腕横纹向上三指宽处

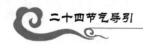

内关穴可谓是心脏的卫士，直接关系心脏功能的调节，突发的心跳过速、心绞痛等都可通过强力按压内关穴得以缓解。平日也可以经常按揉此穴，具有保健心脏的较显著作用。

手掌朝上，握拳时能看到手掌中间有两条筋，内关穴就在两筋中间，腕横纹上两寸（三指宽）的位置。揉内关穴要力度适当，按揉力度以感到酸胀为佳。或者在按揉时和呼吸配合，吸气下按、呼气放松，一吸一呼、一紧一松，起到刺激心脏的作用。

3. 动作导引

两脚和臀部压实地面，两手环抱两小腿，两大腿靠近身体，目光平视。（图 59）

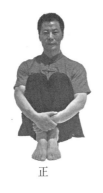 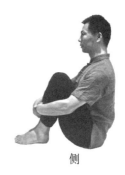

正　　　　　　　　　　　侧

图 59

右脚踩实地面，右腿胫骨与地面垂直，右小腿靠近大腿，右脚脚跟靠近身体；左腿大小腿折叠压实地面，左脚尽量靠近身体，目光平视。（图 60）

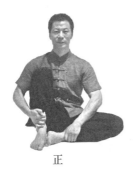 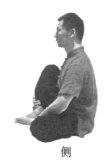

正　　　　　　　　　　　侧

图 60

右肩向前伸展，右腋抵住右腿胫骨，右臂由前向后环绕右腿胫骨和右大腿，弯曲右肘，右手臂向后绕，直到接近腰的高度；然后左手向后在背后握住右手手腕（如果握不到手腕，可以握住手掌、手指或者一条毛巾）。（图 61）

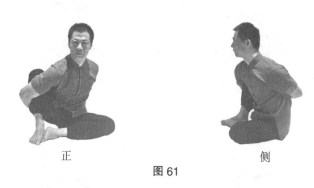

正　　　　　　　　　　　侧

图 61

身体前倾至与地面保持平行；然后向右后方扭转，保持左腿压实地面，目视右后上方，保持 3 或 5 次呼吸。（图 62、图 63）

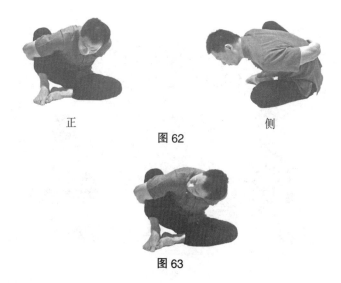

正　　　　　　　　　　　侧

图 62

图 63

随着呼气，慢慢松开双手，抬起身体；然后两手环抱两小腿，两大腿靠近身体，目光平视。（图64）

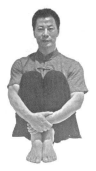

图64

右侧动作与左侧相同，唯方向相反。一左一右为一遍，重复5或7遍。

小满

单举调脾式

原文原图：正坐，
一手举托，一手拄按，
左右各三五度。

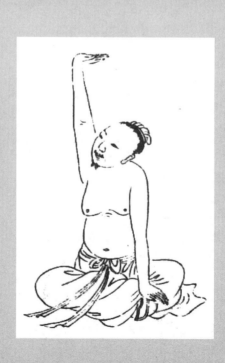

1. 脾与湿的关系

小满分为三候："一候苦菜秀；二候靡（mí）草死；三候麦秋至。"是说小满节气中，苦菜已经繁茂；而一些喜阴的细软草类在强烈的阳光下开始枯死；此时麦子开始成熟，麦粒渐渐饱满，所以叫作小满。

小满时节，万物繁茂，生长最旺盛，人体的生理活动也处于最旺盛的时期，消耗的营养物质为二十四节气中最多，所以应及时适量补充营养，才能使五脏六腑不受损伤。

小满时节，气温明显增高，我国大部分地区已经进入夏季。气温升高的同时，雨水也逐渐增多，在这种高温高湿、湿热交加的环境中，人体感觉湿热难耐，却又无法通过水分蒸发来保持热量的平衡。这种体温调节上的失衡，会导致身体出现胸闷、心悸、精神不振、全身乏力等一系列的不适症状。

中医把对人们的身体健康有负面影响的高温高湿称为"热邪"和"温邪"，热邪和湿邪都能侵害人们的身体健康，当"邪气"盛于"正气"时，人就会患病，特别是脾胃方面容易出现疾病。

脾与湿的关系最为密切，脾最易被湿所困。

湿有两种，内湿和外湿。天气渐热，外湿容易入侵人体，脾运化功能受阻或脾运不健，水湿滞留，致使脾胃失和。

2009 年国家颁布了《中医体质分类与判定》，将中国人的体质分为九种，其中"痰湿体质"的人有以下特征：体型肥胖、腹部肥满、口黏苔腻。

目前，中国人的腰围增长速度位列世界第一！当西方发达国家的中上层人士越来越注重素食、健身的时候，在我们中国超重或肥胖的人数已接近两个亿（2017 年数据），未来二十年，中国的肥胖人群将达到 3.25 亿。腰围只要增长 1 英寸（2.54 厘米），全身的血管加起来就会增长 4 英里（6.44 公里），患癌的风险马上就会提高 8 倍！

这是多么触目惊心的一组数字！

在现实生活中，我们也会发现，越来越多的人说自己"湿气太重"，这说明由于饮食没有节制等一系列的原因，很多人已经"脾虚"了，其临床表现为"沉重感"，如头身困重、四肢酸楚、身体乏力等。

2. 辟谷和断食一样吗

《黄帝内经·素问·上古天真论》中说："上古之人，其知道者，法于阴阳，和于术数，食饮有节，起居有常，不妄劳作，故能形与神俱，而尽终其天年，度百岁而去。"饮食要有节制，怎么来衡量这个节制呢？

有位女性朋友为体形发愁，她说她吃得并不多，经常走路，虽然没有大强度的锻炼，但每天都在坚持上万步的步行，可自从过了三十五岁，体重在缓慢地上升，腰围在缓慢地增加，让我给她提供简单易行、切实有效的一些建议。

根据她工作、家庭等方面的情况，我建议她维持目前的生活作息制度，坚持她已经习惯了的中低强度较长时间的步行。

我给她的关键建议是要做到"两食不相见"，也就是在吃饭的时候要感觉到饥肠辘辘，要把上一餐的食物消化干净。如果到了吃饭的时间肚子还不饿，那就是上一顿吃多了，这时就要注意调整食量。

她按照我的建议，坚持了两周，腰围就明显感觉到细了。坚持一个月，体重轻了5斤，步履也轻快了很多。

1973年在长沙马王堆三号西汉古墓出土了一篇帛书《却谷食气篇》，全篇四百字，约成书于战国时期，是我国现存最早的辟谷专著。

辟谷不是断食，辟谷是在练气的过程中自然而然出现的一

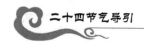

种状况。

世界主要的宗教流派，包括天主教、伊斯兰教、印度教、佛教和道教等都把"辟谷"作为一种重要的修行方法，当然不同宗教对"辟谷"有各自不同的叫法，而且各种宗教的理论不同，辟谷的方法也多种多样。

宗教修行者认为，在一个或长或短的时间内，通过禁食某些食物，可以排出身体的污浊，增进灵性与神通，最终与终极存在融为一体。

《庄子》这本书上写道："藐姑射之山，有神人居焉。肌肤若冰雪，淖约若处子；不食五谷，吸风饮露；乘云气，御飞龙，而游乎四海之外。"描述的就是仙人不食五谷的生活状态。

近代著名的高僧弘一法师在出家前写了一部《断食日记》，详细记载了他练习辟谷的经历，有较大的社会影响。

现在社会上也有很多各种名目的"辟谷""断食""轻断食""饿死癌细胞"等训练营、学习班。我有一位朋友就慕名去参加了这样一个为期 7 天的辟谷训练班，到了以后，老师教打坐、呼吸吐纳，要求不能吃东西，只能喝水，坚持到第三天，这位朋友只感觉脚踩棉花、眼冒金星、又饿又馋，到了第四天，直接打道回府去饱餐一顿了。后来我告诫她，这样的断食行为对健康的威胁很大。

辟谷是不食五谷杂粮等（根据自己的身体状况决定）；断食是什么都不吃，只喝水。断食期间，由于矿物质和维生素缺乏，存在"电解质紊乱及酸中毒"的危险，严重的会危及生命，切不可轻易从事。

３. 轻断食的好处

2016 年的诺贝尔生理学或医学奖颁发给了日本科学家大隅良典，以表彰他发现了细胞自噬（Autophagy，或称自体吞噬）的生物学机制，并奖励他在阐明细胞自噬的分子机制和生理功能上的开拓性研究。

细胞自噬是体内发生的清理衰老蛋白，保持细胞年轻活力的重要方法。细胞在饥饿的时候，能把自己体内的无用或有害物质自行吃掉，以提供自己生存需要的能量。自噬理论的关键是"细胞饥饿"！所以"辟谷断食"是自噬理论的主要途径！这也是轻断食（即轻辟谷）的主要原因。

针对健康人群，风靡世界的5∶2轻断食（一周内 5 天正常饮食，2 天饮食限制卡路里摄入）和佛教的过午不食都在一定程度上延长了低血糖的时间，这也就意味着延长了细胞自噬的时间，清除了更多的衰老蛋白质，延缓了细胞的衰老。

随着年龄的增长，细胞自噬能力逐渐下降。餐后的游离氨基酸与胰岛素水平越高，自噬能力越低。

通过适度断食或节食，从而降低餐后游离氨基酸浓度与胰岛素水平，对提高自噬能力、延缓衰老有积极作用。

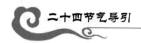

4. 动作导引

在"导引治未病"丛书第一册《八段锦养生智慧》中，我们讲了"调理脾胃须单举"这个动作，通过一手上撑、一手下按来抻拉、运转脾胃，起到增强脾胃功能的作用。

本式动作与"调理脾胃须单举"有异曲同工之妙。

盘坐，两手握固置于大腿根部，目光内含。（图65）

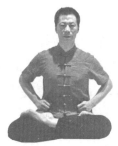

图65

松拳变掌，左手上穿至手臂伸直，翻转掌心向上，手指指向头侧；右臂伸直，右手按于体侧；两手用力上撑下按，目光平视。保持3或5次呼吸。（图66、图67）

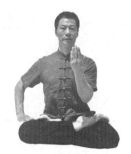

图66

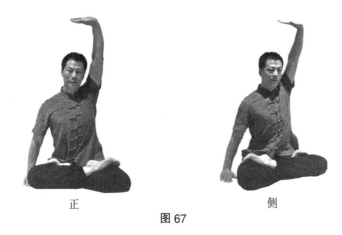

正　　　　　　　　侧

图 67

随着呼气，沉肩坠肘，两手沿原路返回，掌变握固置于大腿根部。（图 68）

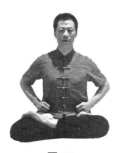

图 68

右侧动作与左侧相同，唯方向相反。一左一右为一遍，重复 5 或 7 遍。

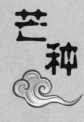

芒种

托掌升阳式

原文原图：正立，
仰身两手上托，
左右力举各五六度。

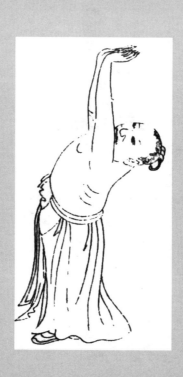

1. 芳菲尽，送花神

芒种字面的意思是"有芒的麦子快收，有芒的稻子可种"。

虽然芒种节气期间天气炎热，但这时阴气也开始萌生。所以芒种节气被古人划分为："一候螳螂生；二候鵙（jú）始鸣，三候反舌无声。"

一候螳螂生：螳螂于上一年深秋产卵，到芒种时节，感受到阴气初生而破壳生出小螳螂。

二候鵙始鸣：鵙是指伯劳鸟，是一种小型猛禽。喜阴的伯劳鸟开始在枝头出现，并且感阴而鸣。

三候反舌无声：反舌是一种能够学习其他鸟鸣叫的鸟，此时它却因感应到了阴气的出现而停止了鸣叫。

在《红楼梦》的第二十七回《滴翠亭杨妃戏彩蝶 埋香冢飞燕泣残红》，也写到了芒种节气："芒种节的这日，都要设摆各色礼物，祭饯花神，言芒种一过，便是夏日了，众花皆卸，花神退位，须要饯行。然闺中更兴这件风俗，所以大观园中之人都早起来了。那些女孩子，或用花瓣柳枝编成轿马的，或用绫锦纱罗叠成干旄旌幢的，都用彩线系了。每一颗树每一枝花上，都系上了这些物事。满园中绣带飘飘，花枝招展，更又兼这些人打扮得桃羞杏让，燕妒莺惭，一时也道不尽。"

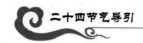

　　正是在这一回，在这个节气，诞生了流传千古的经典片段《黛玉葬花》。林黛玉写的《葬花词》成为《红楼梦》里最美的诗歌之一。

　　人间四月芳菲尽，正是众钗送花神。繁花满树，尽行飘落，春天已去，暑气大盛。

2. 熊经鸟申是什么样的动作

阴阳有四对关系：阴阳互体、阴阳化育、阴阳对立、阴阳同根。芒种节气，虽然阴气开始萌发，但阴以阳显。《黄帝内经》上讲"春夏养阳"，通过肢体的伸展可以升发身体的阳气，而物极必反，阳气到达顶点后必然转阴，体现了阴阳的对立统一和相互转化。

有一位中年朋友，面色苍白、容易腹泻，他说自己特别怕冷，这是比较典型的阳虚症状。古人曾经有一个很形象的比喻，食物的消化就像是把生米煮成熟饭，胃就是煮饭的锅具，而阳气就好比是煮饭的火，没有"火"，米就无法煮成"饭"。所以当阳气不足时，进入胃中的食物也就无法很好地消化，从而容易腹泻。

这位朋友在跟我锻炼的过程中，我着重让他多做一些伸展肢体的动作。《庄子·刻意》篇中曾经写道："吹呴呼吸，熊经鸟申，为寿而已矣。此导引之士，养形之人，彭祖寿考者之所好也。"这"熊经鸟申"究竟是一项什么样的运动呢？历来注释《庄子》一书的人都有各自看法。如晋代的司马彪在注释中说："熊经若熊之攀树而引气也。鸟申若鸟之颦（pín，收缩之意）伸也。"唐代的成元英解释说："如熊攀树而可以自悬，类鸟飞空而伸其脚也。"清代的王夫之则认为是："如熊之攀树，如鸟之伸颈。"

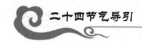

不管哪种解释，都强调"伸展肢体"，其目的就是"升发阳气"。按照这个理念，我设计了几套动作教给这位朋友，他练习了一段时间以后，反映说手脚温热，食欲增加，腹泻的情况也减轻了很多。

3. 动作导引

可采用坐式和站式两种方式。

盘坐，两手手心向上叠掌置于腹前，左手在下、右手在上，拇指轻触；然后两掌分开上托，至胸前向外翻掌，翻至手心向上、手指相对，两肘外展、两肩下沉，目视前方。（图69~图 71）

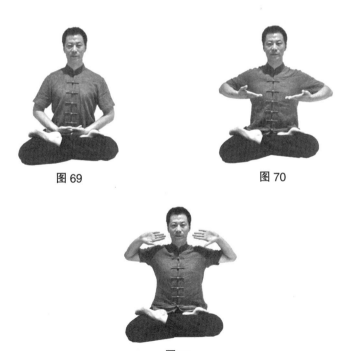

图 69　　　　　　　　　　　图 70

图 71

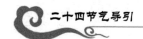

两掌缓缓上托至手臂伸直，手指相对，掌根上撑、两肩下沉，目视前方。（图72）

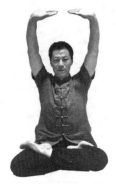

图72

保持腰部不动，胸部缓缓向上、向后伸展，同时抬头目视掌背。（图73）

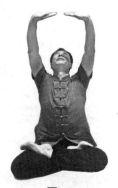

图73

身体放松还原，头部转正，沉肩、松肘，两手向前、向下叠掌落于腹前，手心向上，目光内含。（图74、图75）

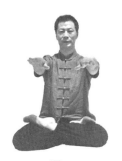

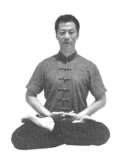

图 74   图 75

这个动作也可以采用站式。

两脚分开与肩同宽，自然站立，两手手心向上叠掌置于腹前，左手在下、右手在上，拇指轻触，目光内含；两手分开，上托至胸前，两肘外展、两肩下沉，目光平视。（图76、图77）

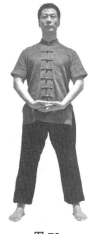

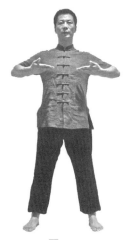

图 76   图 77

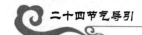

　　两掌外翻至手心向上，手指朝里；两臂缓缓伸直，手心向上，手指相对，掌根上撑、两肩下沉，目光平视。（图78、图79）

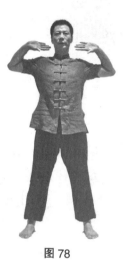

图78

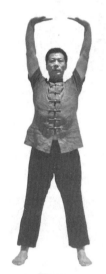

图79

　　保持腰部不动，胸部缓缓向上、向后伸展，同时抬头目视掌背。保持3或5次呼吸。（图80）

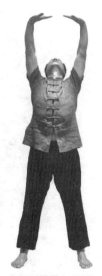

图80

110

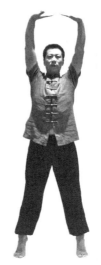

身体放松还原，头部转正，目光平视；同时提踵。（图81）

图81

两手向前、向下缓缓下落，同时落踵；两手叠掌置于腹前，目光内含。（图82、图83）

一上一下为一遍，重复5或7遍。

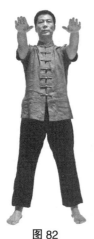

图82

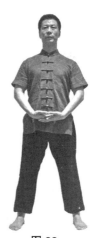

图83

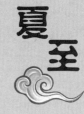

夏至

引体令柔式

原文原图：跪坐，

伸手叉指屈脚，

换踏左右各五七度。

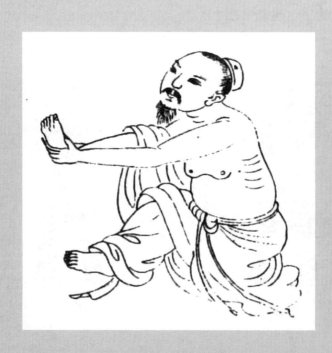

1. 夏至与建筑

夏至这一天的白昼时间达到全年最长，是一年中正午太阳高度最高的一天。但同时，夏至这一天也是太阳的转折点，此后太阳将走"回头路"，阳光直射点开始逐渐向南移动，白昼将会逐日减短，正午太阳高度角也开始逐日降低。

夏至是二十四节气中最早被确定的一个节气，对世界各国人民来说都是一个很重要的节日。而且有意思的是，夏至总是与建筑有关。

位于英国威尔特郡的巨石阵（Stonehenge）是在夏至观看日出的最佳位置。夏至早晨初升的太阳，与巨石阵的主轴线、通往石柱的古道在同一条线上。每逢夏至，数千人来到这里等待日出。当地的人们仍保留着数百年的传统，在这里向夏至的第一缕阳光祈福。

在南半球，每年夏至之时（基本上是 12 月 21 日），清晨第一缕阳光会穿过太阳门，照射在秘鲁著名的古城马丘比丘的太阳神庙上。

著名作家史铁生写过一本散文随笔集《我与地坛》，感动了无数人，也激励了无数人。地坛，又名方泽坛，是古都北京"五坛"中的第二大坛，建于明嘉靖九年，从此天坛祭天，地坛祭地，天地分祭，天坛在南郊，地坛在北郊。明清两朝有 14 位皇帝在 381 年间在地坛祭祀过大地。

在《周礼》一书中，每年的夏至日都要祭祀地神。古人认为夏至是至阳之日，阳气指数爆棚，从这一天以后，白天日照时间逐步减少，阴气指数逐步上升，一直到冬至那一天达到阴气的顶点。而地神的属性就是阴，所以选在夏至这一天祭祀她。

明清帝王承袭《周礼》之制，每逢夏至凌晨，皇帝亲自到地坛祭祀"皇地祇""五岳""五镇""四海""四渎""五陵山"及本朝"先帝"之神位，这叫作"大祀方泽"（古时祀典分大祀、中祀、群祀三个等级）。

所谓方泽，是"天圆地方"理论的一个体现，在地上挖一个方形的水池，储上水，这就是方形的水泽了，这就是方泽，然后在水中央设置祭坛，就代表"地"了，所以地坛也叫作方泽坛。

2. 夏至一阴生

我们的古人将夏至分为三候："一候鹿角解；二候蝉始鸣；三候半夏生。"

麋与鹿虽属同科，但古人认为，二者一属阴一属阳。鹿的角朝前生，所以属阳。夏至日阴气生而阳气始衰，所以阳性的鹿角便开始脱落。而麋因属阴，所以在冬至日角才脱落。

雄性的知了在夏至后因感阴气之生鼓翼而鸣。

半夏是一种喜阴的药草，因在仲夏的沼泽地或水田中生长而得名。由此可见，在炎热的仲夏，一些喜阴的生物开始出现，而阳性的生物却开始衰退了。

节气上经常提到的"二至"就是冬至、夏至，冬至一阳生，夏至一阴生。冬至阳气开始生发了，夏至起，阴气慢慢也来了。所以冬至是阳生，夏至是阴生。

夏至相当于一天中的午时，俗话说养生要睡"子午觉"，意思是人在子时和午时都需要入静，在静中、在人体最放松最自然的一个状态中，体会天人合一的静谧与安详。

我们经常说"动静相兼"，"动"和"静"是相对而言的，在我们的练习过程中，重点是要体会"形动而心静""外动而内静""动中而求静"。

3. 动作导引

身体拉伸了才能放松，身体放松了才能拉伸，拉伸与放松是相辅相成的一对关系。放松不单纯是肢体的放松，更是心灵上的放松。

夏至是心气旺盛的时期，气血畅达，通过身体的拉伸可以让心情沉静下来，放松下来。

盘坐，两手胸前合掌，目光平视。（图84）

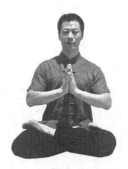

图 84

双脚尽可能地向两边打开，双膝伸直，大腿紧贴地面，目光平视。（图85）

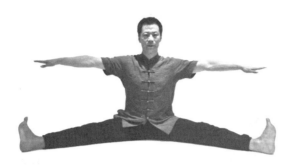

图 85

　　身体向前、向下伸展，两手拇指、无名指和小拇指屈成
环状，食指和中指握住大脚趾；保持脊柱挺直，目视下方。
（图86）

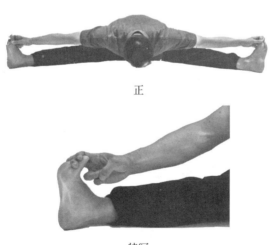

正

特写

图 86

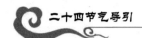
屈膝收回双脚，脚心相对，两膝外展，身体抬起，目光平视。然后身体向前向下伸展，目视前下方。（图87、图88）

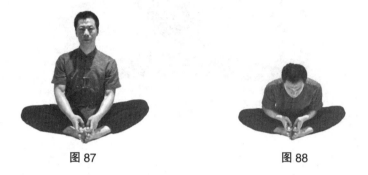

图 87　　　　　　　　　　图 88

抬起身体，向左侧伸直左腿，目视左脚脚趾；屈左膝，收回左脚，左脚向左前上方伸出，伸直左腿，目视左脚脚趾。（图89~图91）

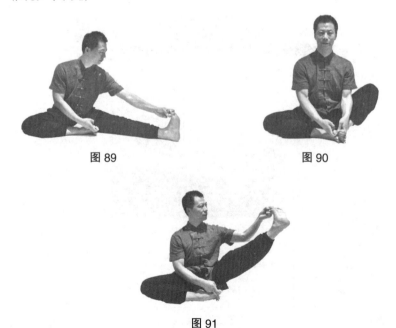

图 89　　　　　　　　　　图 90

图 91

屈左膝，收回左脚，脚心相对，目光平视；然后盘腿，合掌于胸前，目光平视。（图92、图93）

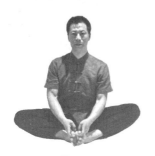
图 92

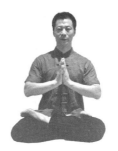
图 93

右侧动作与左侧相同，唯方向相反。一左一右为一遍，重复 5 或 7 遍。

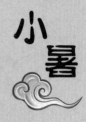

小暑

单腿伸展式

原文原图：两手踞，

屈压一足，直伸一足，

用力掣三五度。

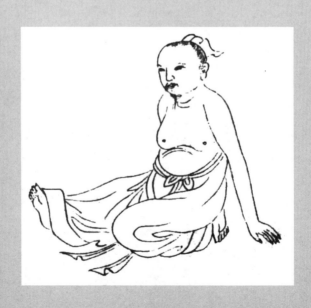

1. 动汗可贵

小暑意指天气开始炎热，但还没到最热的大暑节气，所以民间有"小暑大暑，上蒸下煮"之说。

小暑分为三候："一候温风至；二候蟋蟀居宇；三候鹰始鸷（zhì）。""温风"即热风，人如在天地间一个大蒸笼中，蒸出全身污垢；蟋蟀虽然出生但还蛰伏在穴中，不能出穴四处活动；这时鹰已先感知到肃杀之气将至，开始练习搏击长空了。

小暑是人体阳气最旺盛的时候，"春夏养阳"。所以人们在工作劳动之时，要注意劳逸结合，保护人体的阳气。

"热在三伏"，此时正是进入伏天的开始。"伏"即伏藏的意思，所以人们应当少外出以避暑气。

暑气要避，但是汗也要出。夏天出汗，是上天赋予我们的天然的保健方式，该出汗的时候不出汗，就会给健康埋下隐患。夏天一定要经常走出空调房，让身体出出汗！

不知道大家注意没有，人的出汗方式分为两种：主动出汗和被动出汗。

主动出汗主要依靠运动来实现，会加速人体的新陈代谢，促进能量的消耗。比如，健步走、慢跑等。

被动出汗是通过热环境，促进人体出汗，如泡脚、汗蒸、桑拿等。这种出汗方式消耗的能量比较少。

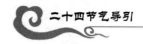

中医讲究"动汗可贵"，意思是运动过程中出的汗最可贵，因为这是深层次出汗。我们平常"蒸桑拿"或是因温度过高而出的汗都是浅层出汗。深层出汗相对于浅层出汗来说更利于体内毒素的排出和阳气的舒展，所以夏天应该通过适量运动让身体出出汗。

2. 出汗排毒

人体每天会分泌大量的代谢物质，各种毒素也随之产生。如果不能及时排出，就会产生疾病。体内的毒素大量堆积，时间久了，就会出现易头晕、易疲劳等亚健康的状况。通过排汗可以排出体内的重金属等有害物质和多余的水分。

另外，对于女性来说，不排汗的话会让皮肤的代谢变缓。适当排汗可以清洁毛孔，达到美容的效果。

出汗是最好的排毒防癌方法，研究数据显示，汗液是体内砷、镉、铅、汞等有害物质的排出途径之一，在汗液中可以检测到与尿液中浓度相当的重金属成分，有时浓度甚至会比尿液更高。

比如，马拉松运动员得癌症的很少，就是因为他们身体里的铅、汞、砷这些癌症的主要元凶通过出汗排了出来。一个马拉松运动员在跑步时流出的汗中含铅量是正常人的 20 倍，可见我们光喝水排毒是不够的，出汗对于排出毒素、预防癌症很有帮助。

研究发现，汗液中含有的抗菌肽能有效地抵御病毒、细菌和真菌；出汗能有效地增强自身免疫力，提高抗菌、抗病毒的能力。一般来说，每天运动 30~45 分钟，身体微微出汗，每周 5 天，长期坚持，免疫力会显著增强。

人体有三大排毒器官——肾脏、肠道、皮肤，所以身体排毒主要有三种渠道——小便、大便和出汗。

我们身边存在各种毒素，工业废气、PM2.5、受污染的水源、残留的农药、粉尘及身体代谢产生的各种垃圾……但所有的毒素无外乎两种，水溶性毒素和脂溶性毒素。

顾名思义，水溶性毒素溶于水，所以主要通过尿液的形式排出体外，由肾脏负责。那脂溶性毒素由谁负责呢？由皮肤负责！脂溶性毒素主要通过汗液的形式排出体外！

肠道可以排出两种类型的毒素，所以《黄帝内经》上说"六腑要常空"，肠道就属于六腑之一，肠道不能满，满了人体就会不舒服甚至生病。

3. 以汗出为度

中医认为"汗为心之液"，出汗的过程，是阳加之于阴——身体里阳气蒸腾阴液，让阴液通过肌肤腠理，也就是毛孔，到达机体表面的一个过程。所以，适当出汗是身体阳气顺畅、津液充足的一个表现。

中医理论认为，心为火脏，心气应于夏。一年之中，心与夏天的关系最大。人们想健康长寿就应该"顺应天时"，遵循这个规律。如果硬要与大自然"拧"着干，逞"英雄"，身体就会受损。所以，夏天出汗其实是一件正常的事，尤其是运动后出汗。夏天千万不可以贪凉，整天呆在空调房里对健康没有多大的好处。一方面，不出汗会导致身体的阴阳失衡；另一方面，不出汗会导致人体内的湿气无法往外排。

东汉名医华佗编了一套五禽戏，这件事最早记载在《后汉书·华佗传》里。华佗说，练习五禽戏一定要出汗，"沾濡汗出"，就是微微出汗、皮肤发黏，然后"因上著粉"，出汗后身上还要扑层粉，具体是什么粉就不知道了（可能是珍珠粉）。

可惜《后汉书·华佗传》里没有记载五禽戏的动作怎么练，华佗去世200多年后，著名的道士"山中宰相"陶弘景写了一本书《养性延命录》，才第一次记述了五禽戏的具体动作。

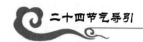

陶弘景也强调，在练习五禽戏时，一定要出汗，"任力为之，以汗出为度"。

现代医学和中国的传统医学并行而不悖，让我们更加珍惜我们的传统文化！

4. 动作导引

我们在练习这个动作的时候，也要练到"以汗出为度"。

首先要"正坐"。

人们现在坐在凳子上，双脚垂下来的坐法，实际上是从南北朝以后从西域国家传入的，因此也叫"胡坐"。

在唐代的正规礼仪中要"正坐"，到了宋代，虽然正坐被胡坐所取代，但在重大礼仪场合依然使用正坐。

到了现代社会，正坐虽然早已被历史所湮灭，然其所蕴涵的文化内涵及独特的气质仍然是有一定意义的。

正坐讲究的是通过保持坐姿达到一种修身养性、修炼自身气质、平心静气的自我修炼。

正坐也就是现在日本人的坐姿，席地而坐，臀部放于脚踝之上，上身挺直，双手规矩地放在腹前（或膝上），身体中正，目不斜视。（图94）

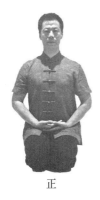

正　　　　　　　　　　　侧

图94

　　我教一位朋友正坐，她只能坚持一小会儿，脚背就痛得不得了了，平日里她也总说自己的柔韧性比较差。经过一段时间的练习，她的耐受性越来越强，同时下肢的柔韧性也有了长足进步，更重要的是，她感觉心能沉静下来，自我控制情绪的能力也提高了。

　　正坐，臀部坐在脚后跟上，上体立直，手心向上叠掌置于腹前，左手在下、右手在上，拇指轻触，目光平视。（图95）

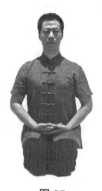

图 95

　　分开两手与肩同宽，两掌向前压实地面，手臂、大腿与地面垂直；然后左脚收至两手之间；目视下方。（图96、图97）

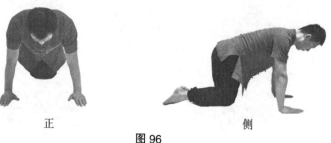

正　　　　　　　　　　　　　　　侧

图 96

128

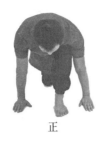
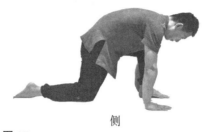

正　　　　　　　　　　　　　　侧

图 97

　　重心后移，臀部坐在右脚的脚后跟上面，伸直左膝，左脚脚尖向上、脚跟向前，两手按于身体两侧；目光平视。注意百会上领，保持身形挺拔。（图 98）

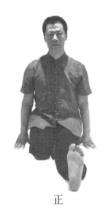
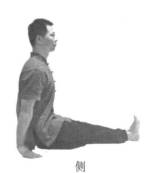

正　　　　　　　　　　　　　侧

图 98

　　左脚收回成正坐，两手叠于腹前，目光平视。（图 99）

　　右侧动作与左侧相同，唯方向相反。一左一右为一遍，重复 5 或 7 遍。

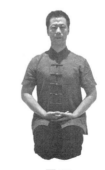

图 99

129

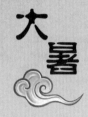

大暑

掉尾回首式

原文原图：双拳踞地，
返首肩引作虎视，
左右各三五度。

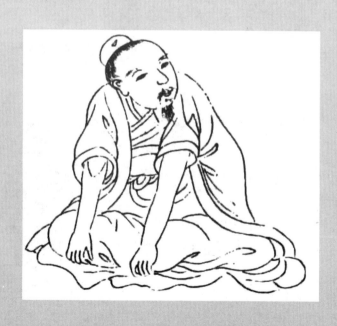

1. 放松才能伸展，伸展才能放松

大暑节气正值"三伏天"里的"中伏"前后，是一年中最热的时期。

大暑分为三候："一候腐草为萤；二候土润溽（rù）暑；三候大雨时行。"世上萤火虫约有两千多种，分水生与陆生两种，陆生的萤火虫产卵于枯草上，大暑时，萤火虫卵化而出，所以古人认为萤火虫是腐草变成的；第二候是说天气开始变得闷热，土地也很潮湿；第三候是说时常有大的雷雨会出现，这大雨使暑湿减弱，天气开始向立秋过渡。

天气越热，人的情绪越容易波动。当情绪紧张或者情绪波动剧烈的时候，身体本能地就会表现出一些症状。比如三国故事中，司马昭在刘禅"乐不思蜀"时狂笑，然后心脏病突发，就这么一下子过去了；王朗在蜀魏两军对垒时，被诸葛孔明活活骂得急火攻心、吐血坠马而亡等。

现代人的工作、生活纷纷扰扰，情绪也时刻处于波动状态，更需要平复情绪、反观内心。达摩祖师曾经说过："外息诸缘，内心无喘，心如墙壁，可以入道。"怎样才能让我们的心连喘气一样的波动都没有呢？首先就是要让我们的身体充分舒展，只有身体充分放松了、舒展了，紧张的情绪才能得到缓

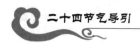

解，心情才能变得愉悦、平静。

身体最主要的支撑是脊柱，脊柱伸展了，身体才能充分舒展，所以身心要放松，首先就要把脊柱拉伸开来。

2. "掉尾式" 拉伸脊柱

在"易筋经"中有一个动作叫作"掉尾式"，是模仿老虎掉转尾巴，从上下、前后、左右六个方向拉伸脊柱的专门动作。

上下拉伸：两脚分开与肩同宽，平行站立，两膝伸直，十指交叉，翻转手心向前，手臂伸直，目光平视。（图100）

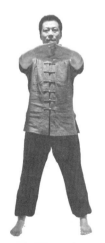

图 100

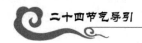

头顶向上伸展，双肩和双脚下沉，上下拉伸脊柱。

前后拉伸：屈肘，转手心向下，下按至手臂伸直，保持两膝伸直，手掌下按至最低位置，目视手背。（图 101、图 102）

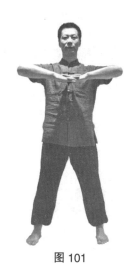

图 101

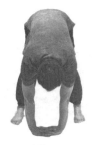

图 102

抬头目视前下方，塌腰、翘臀，前后拉伸脊柱。（图103）

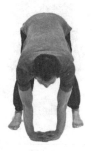

图 103

　　左右拉伸：向左转头，同时向左摆臀，目视左臀部。回正，然后向右转头，同时向右摆臀，目视右臀部。（图104、图105）

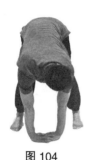

图 104

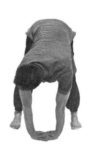

图 105

　　再回正；然后低头、含胸、松腰，屈膝，翻转手心向上；分开双手，从两侧上举，两膝缓缓伸直，目视前方；两臂上举至与肩同宽，手心相对，屈肘下按，自然落于体侧，目光平视。（图106~图109）

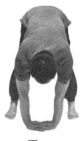

图 106

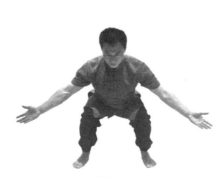

图 107

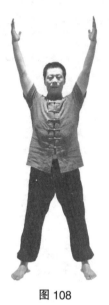

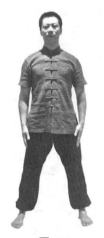

图 108　　　　　　　　　　图 109

3. 动作导引

正坐，两手叠于腹前，手心向上，左手在下、右手在上，拇指轻触，目光平视；然后双手握拳，两拳与肩同宽，拳面向下压实地面；大腿、手臂与地面垂直，两脚并拢，脚背向下压实地面；目视下方。（图 110、图 111）

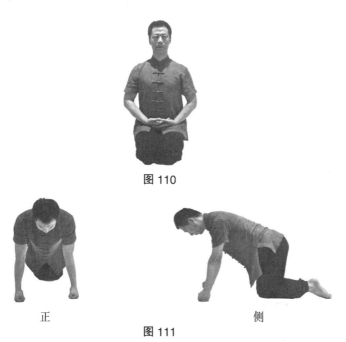

图 110

正　　　　　　　　　　　　　　侧

图 111

抬头、挺胸、塌腰、翘尾，目视前上方；然后向左转头，同时臀部向左摆动，目视左臀部；回正，然后臀部向右摆动，

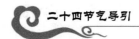

目视右臀部。（图 112、图 113）

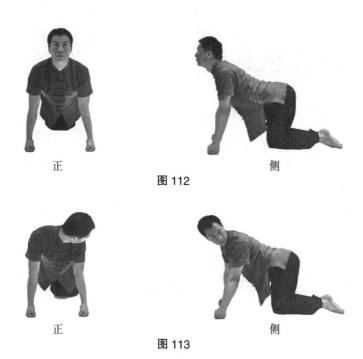

正　　　　　　　　　　侧

图 112

正　　　　　　　　　　侧

图 113

　　身体放松回正，目视下方；然后臀部坐在脚后跟上成正坐，两手叠于腹前，目光平视。（图 114、图 115）

　　本动作重复 5 或 7 遍。

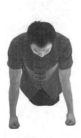

图 114

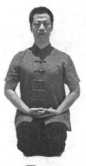

图 115

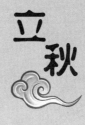

立秋

耸身反弓式

原文原图：正坐，两手托，缩体闭息耸身上踊，凡七八度。

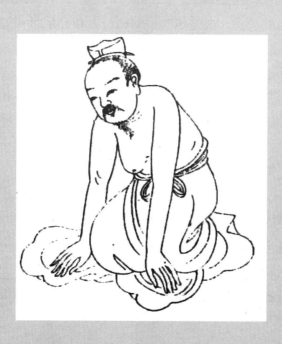

1. 背薄一寸，命长十年

"秋"字由禾与火字组成，是禾谷成熟的意思。

立秋预示着炎热的夏天即将过去，秋天即将来临。立秋以后，下一次雨凉快一次，因而有"一场秋雨一场寒"的说法。

立秋三候："初候凉风至"，立秋后，我国许多地区开始刮偏北风，偏南风逐渐减少。小北风给人们带来了丝丝凉意。"二候白露降"，由于白天日照仍很强烈，夜晚的凉风刮来形成一定的昼夜温差，所以清晨空气中的水蒸气在室外植物上凝结成了一颗颗晶莹的露珠。"三候寒蝉鸣"，这时候的蝉，食物充足，温度适宜，在微风吹动的树枝上得意地鸣叫着，好像告诉人们炎热的夏天过去了。

立秋总是和"贴秋膘"联系在一起。"民以食为天"，二十四节气与饮食的关系实在是太重要了，什么节气相应地吃什么食物，不同地域的人们设计得非常精妙。不过对现代人来讲，如何吃出健康来，才是更重要的选择。贴秋膘，与活动背部正好是互补、相辅的一对关系。

由于久坐、长时间不运动或者背部脂肪堆积，所以后背肉很厚。背上肉厚的姑娘们基本就告别"娇小"两个字了，不仅如此，还会给人虎背熊腰的感觉。

俗话说：背薄一寸，命长十年。背部瘦下来，才是千金难买的。背部最重要的一个部位就是脊柱。而脊柱是人体年轻的第二道生命线，也是五脏六腑的反射区，因为五脏六腑的神经和血管都连在脊柱上。

俗话又说：背厚一寸，人老三岁。背厚往往是因为背部脂肪堆积，这不仅会加重脊柱负担，导致脊柱变形，还会堵塞背部经络，导致气血不畅通，百病则生。脊柱弯曲变形容易压迫五脏六腑，还容易形成椎间盘突出和骨质增生，80%的慢性疾病都与脊椎弯曲变形有关。

脊柱两边是膀胱经，而膀胱经是人体最大的去湿排毒通路，那么做好这条经络的保养就有着十分重要的意义。

如果背部脂肪厚，压迫膀胱经，就会造成排水排毒不畅，毒素堆积，形成水肿、肥胖甚至疾病。

背部健康与否，往往反映着脏腑是否正常运转。由此可见，背部是健康的晴雨表，是人体坚实的保护屏障。所以，保养背部成了养生很重要的一点。

"捏脊"是儿童推拿手法中常用的治疗方法，其实，不仅是小儿疾病，成人也可以用捏脊来治疗保健：两手沿着脊柱的两旁，用捏法把皮捏起来，边提捏，边向前推进，由尾骶部捏到枕项部，重复5~10遍。捏脊可以刺激背部督脉和足太阳膀胱经及五脏背腧穴，达到调整阴阳、调和气血，恢复脏腑功能的作用。

除了推拿以外，还要经常运动脊柱，通过脊柱的运动使整个背部活动起来，从而减少脂肪的堆积，促进气血的循环。

2. 动作导引

正坐，两手叠于腹前，手心向上，左手在下、右手在上，拇指轻触，目光平视；然后双手分开与肩同宽，手掌向下压实地面；大腿、手臂与地面垂直，双脚并拢，脚背向下压实地面；目视下方。（图116、图117）

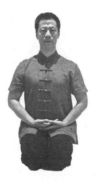

图 116

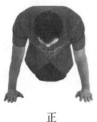

正

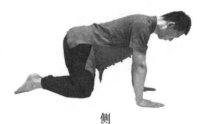

侧

图 117

随着吸气，手臂不动，脊柱从腰椎开始向前节节舒展，塌腰、挺胸、抬头，目视前上方。保持 3 或 5 次呼吸。随着呼气，手臂不动，脊柱从臀部开始向前节节收缩，背部拱起，低头，目视肚脐。保持 3 或 5 次呼吸。（图 118、图 119）

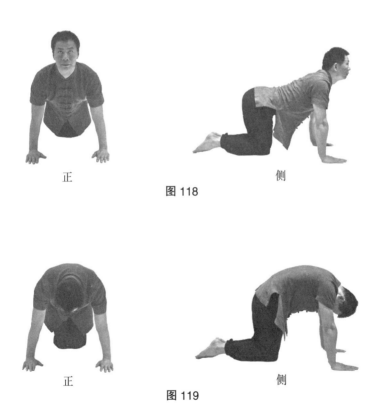

正　　　　　　　　　侧

图 118

正　　　　　　　　　侧

图 119

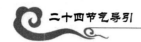

　　身体放松回正，目视下方；然后重心后移，臀部坐在脚后跟上，两手叠于腹前，目光平视。（图 120、图 121）

　　脊柱的一展一收为一遍，重复 5 或 7 遍。

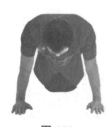

图 120

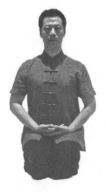

图 121

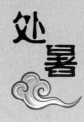

处暑

捶揉肾俞式

原文原图：正坐，
转头左右举引就，
返两手捶背之上，
各五七度。

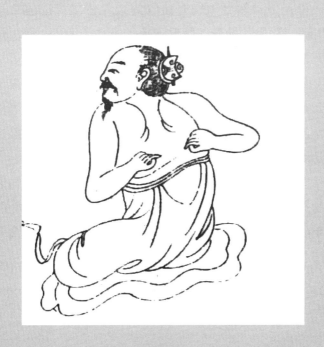

1. 按摩肾俞穴的好处

处暑，即为"出暑"，炎热离开的意思。过了处暑，就意味着气温开始有明显的下降，天气要凉快下来了。

处暑分为三候："一候鹰乃祭鸟；二候天地始肃；三候禾乃登。"此节气中老鹰开始大量捕猎鸟类；天地间万物开始凋零；"禾乃登"的"禾"是黍、稷、稻、粱类农作物的总称，"登"即成熟的意思。

处暑之后，秋天凉风袭来，身体感知凉意，汗液往回收，津液往里走，自然界阳气开始收敛，人体阳气也随之逐渐收敛，出现"秋燥"的身体状况，比如鼻孔干燥、嗓子干燥、皮肤干燥、毛发干枯等。

我们经常说"人身自有大药"，那身体里面"去燥"的药是什么？又存在于哪里呢？"燥"是干燥，"克燥"当然要用"水"，此水不是饮用水，而是"肾水"，通过按摩和敲打肾俞穴来促使肾水生发。

肾俞穴的位置在第二腰椎棘突下，旁开 1.5 寸。与前面的肚脐眼齐平的就是第二腰椎，所以这个穴位还是挺好找的！

可在每日散步时，双手握空拳，边走边拍打两肾俞穴，每次拍打 30~50 次。要注意，肾俞穴是不能重敲击的，特别是有肾病、肾积水的患者，如果重敲击会加重病情！

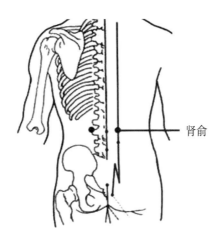

肾俞

　　除了敲击，还可以按揉和"擦"肾俞穴。按摩肾俞穴对于腰疼、肾脏病患、精力减退等都有保健治疗效果。因肾主人体水液，喜暖怕寒，按揉肾俞穴正好有利于温补肾阳。

　　"擦"肾俞穴的时候，搓热掌心后，把两手放在两腰眼的位置，掌心在肾俞穴上做一上一下摩擦的动作，通过摩擦可以让腰部的肾俞穴位发热，而且是从里面往外发热，可以增加肾脏的血流量，改善肾功能。

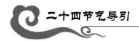
2. 动作导引

盘坐，两手握固置于大腿根部，然后两拳后移，拳面抵在肾俞穴（即腰眼位置），目光平视。（图122、图123）

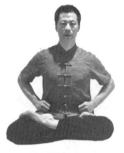
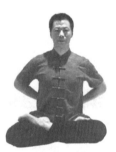

图122   图123

两拳慢慢向里挤按肾俞穴，同时脊柱向上伸展，抬头，目视前上方。（图124）

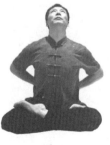
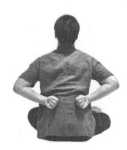

正   背

图124

　　两拳按压腰眼顺时针揉按 36 圈；再逆时针揉按 36 圈；接着两拳一起轻轻捶打腰眼 36 次；然后头部转正，两拳面轻贴在肾俞穴；最后，两拳收回至大腿根部，目光平视。（图125、图 126）

　　以上动作为一遍，共做 3 或 5 遍。

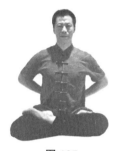

图 125

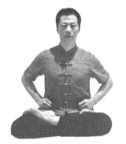

图 126

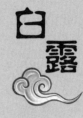

白露

旋脊后瞧式

原文原图：正坐，两手按膝，转头左右推引，各三五度。

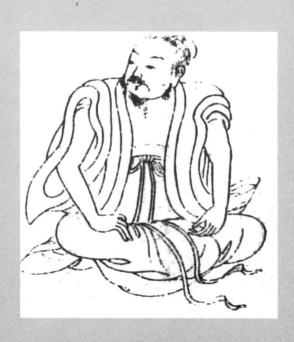

1. 身体的大梁——脊柱

露水是由于温度降低，水汽在地面或近地物体上凝结而成的水珠。所以，白露实际上是表征天气已经转凉。

到了白露，阴气逐渐加重，清晨的露水随之日益加厚，凝结成一层白白的水滴，所以就称之为白露。

白露是一个多么美丽的节气啊！"蒹葭苍苍，白露为霜。所谓伊人，在水一方"。"露从今夜白，月是故乡明。"……《诗经》和唐诗中的这些咏叹已经传颂千年，我们相信，只要有中国人的地方，这些优美的诗句、故事还有我们的二十四节气导引术就一定会继续流传下去。

白露三候："一候鸿雁来；二候玄鸟归；三候群鸟养羞（馐）。"意思是说，白露节气正是鸿雁与燕子等候鸟南飞避寒，百鸟开始贮存粮食以备过冬的时节。养羞的意思是蓄食以备冬，如藏珍馐。

群鸟蓄食是为了积蓄能量，能量就是基础，如果我们把人体看作一个建筑物，那人体的基础是什么呢？是龙骨，又叫脊梁骨。

龙骨是用来支撑造型、固定结构的一种建筑材料，是装修的骨架和基材，是建筑中的最重要支撑。

对每个人而言，脊梁骨是身体的支柱，是支撑生命的大梁。所以人们经常提到一句话："你的脊柱有多年轻，你就有多年轻!"

中国人都知道一个词,叫作"戳脊梁骨",意思是指某人做了不好的事情被他人背后诟病和谴责。

"戳脊梁骨"有两层含义,一方面有背后的意思,另一方面,脊梁骨是人体的支柱,当支柱倒了,这个人的一切也都没有了。

相反的意思,我们经常说"挺起脊梁骨",因为脊梁骨就代表着人的精气神。

脊梁骨就是脊柱,具有负重、减震、保护和运动多种功能。近年来,随着现代人的工作和生活方式的改变及老龄化社会的到来,脊柱疾病的发病率正逐年呈上升并且有年轻化的趋势,已经成为严重影响人类健康的重要疾病之一。

我国 60 岁以上的中老年人群中有 90% 的人患有脊柱疾病,在 40 岁以下的人群中,也有 40% 以上的人患有不同程度的脊柱疾患。因此,全社会都要重视脊柱疾患的健康普查和预防保健,对于学生和伏案工作者来讲,不宜久坐,伏案一小时需要起来活动一下,尤其对于青少年,更是要加以重视和监督;对"低头一族"来讲,尤其不能看手机时间过长。

2. 动作导引

　　脊柱的长度，3/4 由椎体构成，1/4 由椎间盘构成。在脊柱扭转的过程中，就像拧毛巾那样，可以挤出椎间盘中间静态的液体；而松开时，新鲜的液体才能从周围的软组织中"哗啦啦"地涌进椎间盘，进行新陈代谢；所以扭转可以促进椎间盘附近的微循环，帮助维护脊柱的健康。

　　脊柱的扭转不仅可以调整和逆转腰背等部位的肌肉不平衡，还可以让脊柱本身得到唤醒，以及更好地进行新陈代谢。

　　盘坐，身体立直，两手握固按于两膝上，目光内含。（图127）

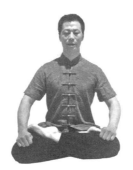

图 127

保持脊柱向上、两肩下沉，同时身体向左平转，下颌内收，头部向左后转动，目视左后方。保持 3 或 5 次呼吸。（图128）

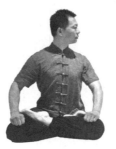

图 128

放松回正，目光内含。（图 129）

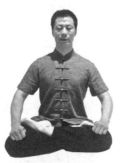

图 129

右侧动作与左侧相同，唯方向相反。一左一右为一遍，重复 5 或 7 遍。

秋分

掩耳侧身式

原文原图：盘足而坐，
两手掩耳，左右返侧，
各三五度。

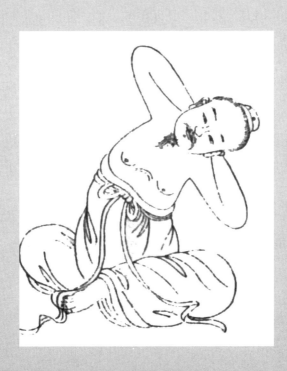

1. 丰收的象征

秋分象征着丰收、富足。

2018 年 6 月 21 日，国务院公布自 2018 年起，将每年农历秋分设立为"中国农民丰收节"。

"分"是昼夜平分之意，"分"即为"半"，同春分一样，秋分之日太阳直射地球赤道，昼夜相等。

据史书记载，早在周朝，古代帝王就有春分祭日、夏至祭地、秋分祭月、冬至祭天的习俗，其祭祀的场所分别称为日坛、地坛、月坛、天坛，分设在东、北、西、南四个方向。

秋分分为三候："一候雷始收声；二候蛰虫坯（pī）户；三候水始涸。"古人认为雷是因为阳气盛而发声，秋分后阴气开始旺盛，所以不再打雷。因此，雷声不但是暑气的终结，也是秋寒的开始；由于天气变冷，蛰居的小虫开始藏入穴中，并且用细土将洞口封起来以防寒气侵入；由于天气干燥，水汽蒸发快，所以湖泊与河流中的水量变少，一些沼泽及水洼处便处于干涸之中。

古人根据天气和物候，将节气分为"分""至""启""闭"四组。

"分"即春分和秋分，古称"二分"；

"至"即夏至和冬至，古称"二至"；

　　"启"是立春和立夏，"闭"则是立秋和立冬。

　　"二分二至"是传统的二十四节气中非常重要的时间节点。秋分作为"二分"之一，自古便受到从官方到民间的重视。

2. "愁"就是"秋"加"心"

秋分节气已经真正进入秋季，作为昼夜时间相等的节气，人们在养生中也应本着阴阳平衡的规律，使机体保持"阴平阳秘"的原则，按照《素问·至真要大论》所说："谨察阴阳之所在，以平为期"，阴阳所在不可出现偏颇。

从中医的角度来看，阴阳不平衡了就是"病"。"病症"虽然经常连在一起用，但是"病"和"症"是两个概念，"病"在内、"症"在外。

人的一生，不光是身体会失衡，心理也会失衡。"伤春悲秋"的成语告诉我们，古代的文人到了秋天容易心理失衡。在现代社会，纷纷扰扰的工作和生活压力更是让人们随时随地都可能会心理失衡。

"愁"这个字很有意思，上面是"秋"，下面是"心"。

我们从小就会背"白发三千丈，缘愁似个长""问君能有几多愁，恰似一江春水向东流"。不知道大家注意到没有，诗人多悲秋，看着叶子黄了、落了，诗人们睹景思人，特别容易感受到人世无常，从而写下一首首伤感的诗篇。

辛弃疾写道："而今识尽愁滋味，欲说还休，欲说还休，却道天凉好个秋。"有了忧愁的情绪，应该怎么办呢？不良的情绪一定要有一个排泄口，不然郁积在心里，很容易就会患上"抑郁症"。

158

　　排解不良情绪的方法有很多，比如唱歌、登山、踢场足球、朋友聚餐等，更好的方法，是从源头上切断产生不良情绪的导火索。

　　我们经常讲一个词——"七情六欲"。在"导引治未病"丛书第一册《八段锦养生智慧》里，讲到"五劳七伤往后瞧"这个动作的时候，我们谈了"七情"。那什么是"六欲"呢？《西游记》上有这样一个故事，唐僧收了孙悟空为徒，师徒二人刚上路就遇见了六个强盗打劫，这是取经路上的第一难，这六个强盗的名字特别有意思，分别叫作"眼看喜、耳听怒、鼻嗅爱、舌尝思、身本忧、意见欲"，孙悟空一棍子打死了六个强盗，象征着他断掉六欲，开始走上修道之路。

　　六欲指人的生理需求或欲望，舌要尝、眼要观、耳要听、鼻要闻、身要抚摸、心要万物，说来说去，人心喜欢向外求，喜欢"贪得无厌"，所以佛学上说"有求皆苦"，苦从何来？从求中来，"求"就是不良情绪的导火索。

3. 以平为期，安定心神

怎么样才能"离苦得乐"呢？道家养生提倡十六个字："收视返听、凝神入气、调息绵绵、心息相依。"耳朵喜欢听声音、眼睛喜欢看外界，这是人的本能，听到的声音和看到的事物，不可避免地在人的内心引起波动，从而导致各种情绪的产生。而"收视"就是眼睛向里看，"返听"就是耳朵向里听。

眼睛怎么向里看呢？

眼睛似闭非闭，或者说七分闭、三分开，凝视鼻尖，把注意力集中在呼吸上面，一吸一呼为一次，十次为一组，默数呼吸的次数，把心渐渐地安静下来，静下来以后才能觉知身体的每一个细微的变化。

耳朵怎么向里听呢？

在这里，我们采用前面讲过的"鸣天鼓"的传统练习方法。

秋天要"以平为期"，秋天是抑郁症的高发期。这个季节，一般人很容易陷入抑郁状态，而已经有抑郁症的患者则有可能加重病情。这是因为从夏天进入秋天，阳光照射少，人体的生物钟不适应日照时间短的变化，导致生理节律紊乱和内分泌失调，因而出现了情绪与精神状态的紊乱。

在这个容易忧愁的季节，心怎么才能放平呢？要"制心一处"，才能"凝心入定"，才能保持内心的安静，而不受外界的各种侵扰。

我们都有一个本能的动作，那就是当遇到难题的时候，会情不自禁地去挠头。

挠头就是最简单的一种头皮按摩法，可以使大脑皮质的工作效率得到提高，兴奋和抑制过程互相平衡，增强大脑的功能，使思维更加活跃、敏捷。

用食指弹击后脑勺也同样起到按摩头部的作用。中医上讲：头为诸阳之汇。意思是说：头为十二经络的诸条阳经聚集之处，头是一身的主宰。因此，对于控制和调节人体的生命活动起着举足轻重的主导作用。

"鸣天鼓"时，手掌紧紧地堵住耳孔，食指从中指上弹下来，弹击后脑，可以有效增强大脑功能。经常对后脑勺进行弹击，具有很好地促进头部血液循环的作用，能够清理血管中堆积的毒素；可以刺激头皮上的毛细血管，使它们扩张变粗，血液循环旺盛，供给大脑组织更多的养料和氧气。大脑的营养充足了，精力就会更加充沛。头皮血液循环改善了，还有利于头发的新陈代谢，防止头发脱落和变白。老年人经常按摩头皮，能够延年益寿。

"以平为期"是要让我们保持一个好的心态，身和心是相互协调、相互统一的，身体最重要的部分就是大脑，当大脑处于和谐、稳定的状态，心也就安定了，这就是古人设计这个动作的深刻含义。

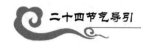

　　"以平为期"还表现为动作的左右对称，通过一左一右的动作练习，均衡发展肢体两侧。

　　在日常生活和健身锻炼中，人们习惯用自己擅长的那只手进行，长此以往，容易造成左右两侧的肌肉力量和体积不同，然后力量强的一侧肌肉会牵拉脊柱慢慢侧弯，从而给健康埋下隐患。

4. 动作导引

　　盘坐，身体立直，两手握固按于双膝上，目光内含；然后松拳变掌，两臂侧起至与肩同高时屈肘，手掌掩耳，两肘向两侧打开，目光平视；鸣天鼓 24 或 36 次。（图 130、图 131）

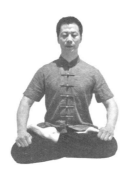

图 130

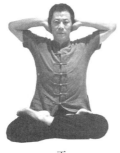

正

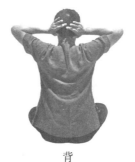

背

图 131

身体右转 45°，目视右前方；然后身体右倾，右肘尖靠近右膝，同时保持两手掌压实耳孔，两肘成一直线，头部微左转，目视左肘肘尖。保持 3 或 5 次呼吸。（图 132、图 133）

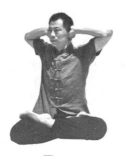 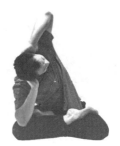

图 132　　　　　　　　　　图 133

还原回正，两手拔耳（稍快速向外拔开手掌），然后两手向前、向下，边落边握固按于两膝之上，目光内含。（图 134~图 136）

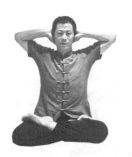 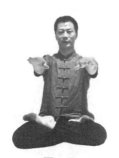 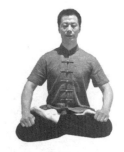

图 134　　　　　　　图 135　　　　　　　图 136

右侧动作与左侧相同，唯方向相反。一左一右为一遍，重复 5 或 7 遍。

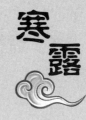

寒露

踊身上托式

原文原图：正坐，

举两臂踊身上托，

左右各三五度。

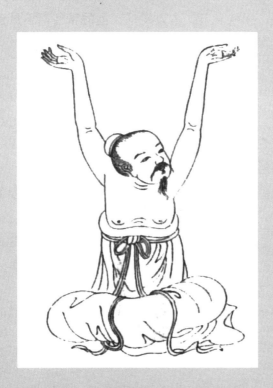

1. 脊柱越柔软，身体越年轻

寒露的意思是，气温比白露时更低，地面的露水更冷，快要凝结成霜了。

寒露三候："一候鸿雁来宾；二候雀入大水为蛤（gé）；三候菊有黄华。"一候鸿雁来宾，俗语有云："大雁不过九月九，小燕不过三月三。"意思是说，大雁在农历九月九之前就都往南飞走了，而小燕在农历三月三之前应该会飞回来。二候雀入大水为蛤，深秋时节，古人发现天上的雀鸟都不见了，同时又发现海边多了很多蛤蜊，故以为雀鸟变成了蛤蜊。三候菊有黄华，九月深秋，赏菊的好日子到了。

随着气温的逐步走低，身体也能感知到气候的变化，其中很典型的一个表现就是身体变得僵硬了。气温低，人体的肌肉血管都收缩，收缩使肌肉供血少，温度降低，就表现出僵硬；同时，气温低还使得感觉的灵敏度增强，稍微的刺激就会让身体产生强烈的感觉和反应。举个例子，夏季磕磕碰碰一下，似乎没什么，但冬季随便一碰，就觉得特别疼。

身体是否僵硬笨拙，主要表现在脊柱上。一只老虎和一匹马，虽然马的力气比虎大，但是虎的脊柱比马灵活，所以虎的本领就比马大。

脊柱健康最主要的衡量标准是韧性、强度、弹性。

　　脊柱最大的功能就是减轻冲击力、消减负荷，而脊柱柔韧性的减弱是人体衰老的最早征兆，不仅让人的背直不起来，还会诱发一系列的疾病。特别是气温降低的时候，更要让脊柱动起来，这样才能使身体充满活力。

2. "前三田"和"后三关"

踊，拼音为 yǒng，有往上跳的意思，出自《广雅》。

身体怎么往上跳呢？这实际上指的是脊柱的向上跳动，像波浪一样，从下往上、节节贯串地跳动。

从解剖学的角度来看，踊身的动作是在锻炼脊柱。

观察动物的奔跑和捕捉，脊柱主宰了身体的"缩涨"，使得动物在快速的奔跑中如"弹簧"般窜进。"脊柱"是一个多关节的连接，每个关节都是一个动力机构，使得脊柱蕴含了强大的能量，那么开发好脊柱就是把这个强大的能量运用出来。

人在日常活动中，显意识是不关心脊柱的，都是四肢自作主张，想干嘛干嘛。时间长了，人的身体就散了，完全是一团碎片。本来四肢都是脊柱的仆人，现在仆人都觉得自己厉害了，成了主子。既然脊柱无须去指挥四肢了，那么脊柱周围的筋肉也就僵死了，毫无生气。

从道家修炼的角度来看，踊身的动作是在锻炼"三田"和"三关"。

道家流传于世的《内经图》是修炼内丹的指导手册，在《内经图》的右侧，从下往上依次有"尾闾下关""夹脊中关""玉京上关"，与人体前面的下、中、上三丹田相对应，总称"前三田、后三关"，是人体修炼的重要关窍。

内經圖

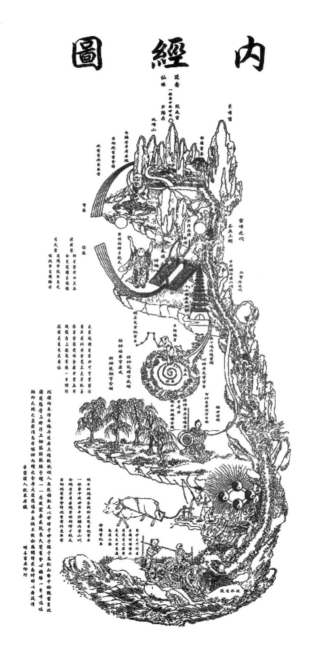

丘处机，号长春子，在他的著作《秘传大丹直指》（陈撄宁审定）中记载："元气积聚，上无路可通，只得下穿尾闾，由尾闾而夹脊、而玉枕、而泥丸，而背后气通也。前升之气忽引后升之气上而复下，下而复上，玄门所谓河车运转，夹脊双关透顶门，常使气冲关透节者也，总之是任督二脉通。任起中极之下，上至咽喉，属阴脉之海，二脉相通，百脉皆通。"

脊柱的作用，就是把丹田里的先天精气，源源不断地运输到心脏和大脑。

3. 动作导引

盘坐，两手握固置于大腿根部，目光内含。（图 137）

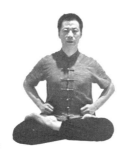

图 137

松拳变掌，手掌内旋，双手向两侧打开，手心向后，手臂自然伸直，双手摆至与腰同高，目光平视。（图 138）

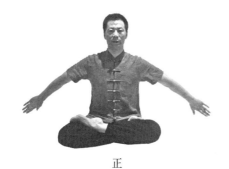

正

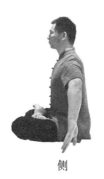

侧

图 138

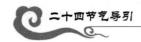

以腰腹带动两臂外旋，转手心向上，屈肘，两掌收至腹前，目光内含。（图 139）

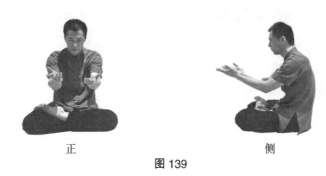

正　　　　　　　　　　侧

图 139

手掌内旋，以腰腹带动两臂向两侧打开，手心向后，手臂自然伸直，双手摆至与肩同高，微抬头，目视前上方。（图140）

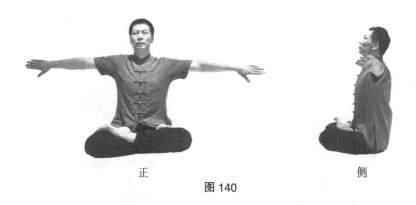

正　　　　　　　　　侧

图 140

　　以腰腹带动两臂外旋，转手心向前，屈肘，两掌收至腰
侧，手心向上，目光平视。（图141）

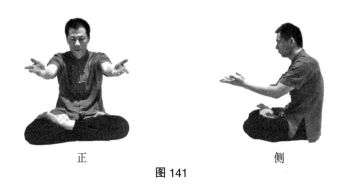

正　　　　　　　　　　　侧

图141

　　手掌内旋，以腰腹带动两臂向两侧打开，手心向后，手臂
自然伸直，双手摆至肩上方，抬头目视前上方。（图142）

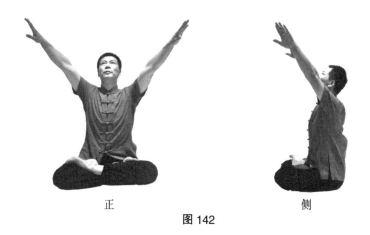

正　　　　　　　　　　　侧

图142

转手心向下，边落边握固，置于大腿根部，目光平视。（图 143、图 144）

以上动作为一遍，重复 5 或 7 遍。

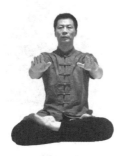
图 143

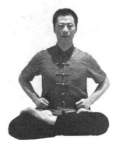
图 144

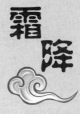

霜降

两手攀足式

原文原图：平坐，纾两手，攀两足，用膝间力纵而复收，五七度。

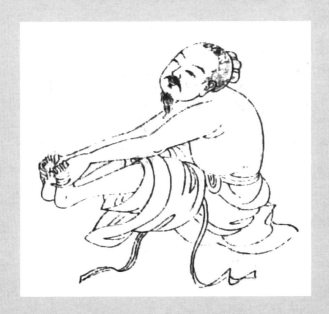

1. 核心肌群的重要性

霜降分为三候："一候豺乃祭兽；二候草木黄落；三候蛰虫咸俯。"意思是豺狼将捕获的猎物排列后再食用；此时树叶枯黄；各种昆虫也不见了踪迹。

深秋时节，万物萧瑟，身体要产生足够的热量才能对抗即将到来的严寒。在安静的状态下，内脏是人体最大的产热部位，主要集中在胸腹部，尤其是腹部；当人体处于运动状态时，产生热量主要是依靠肌肉，胸腹部位的肌肉不仅提供热量，还支撑着身体以一定的姿势完成动作，所以不管是安静还是运动状态，腹部对供给人体热量都具有重要作用。

不知道从什么时候开始，在健身领域开始流行一个词"核心力量"，可核心力量到底是什么呢？

核心力量就是核心肌群的力量，核心肌群是指由腹斜肌、腹直肌、竖脊肌及下背肌等组成的一个肌肉群，这些肌肉主要集中在胸腹部。

之所以能被冠上"核心"的名字，是因为它真的太重要了，它的存在支撑着我们的上半身能够保持直立，不管别的肌肉练得多好，如果核心部位很薄弱，那么你的身形还是会给人感觉歪歪扭扭、弱不禁风。

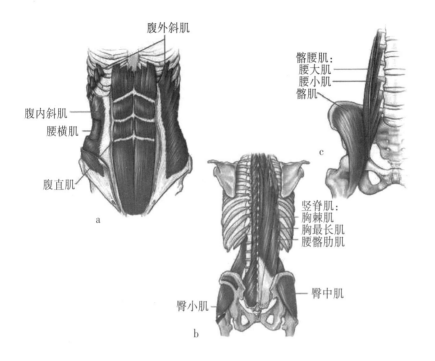

腹外斜肌

腹内斜肌

腰横肌

腹直肌

a

髂腰肌：
腰大肌
腰小肌
髂肌

c

竖脊肌：
胸棘肌
胸最长肌
腰髂肋肌

臀中肌

臀小肌

b

当核心肌群力量足时，能保护腰椎稳定，收紧腹部肌肉线条，保持身体的中立和改善体态，不驼背不弓腰，久坐也不腰酸背痛。

核心弱的人，因脊椎少了支撑保护，容易驼背、姿势歪斜，也更容易腰酸背痛。

做任何动作时，先启动的是核心，核心越强，运动征召的肌肉纤维越多，动作就更轻松灵敏。

2.《黄帝内经》中的解剖知识

谈起中国传统文化对身体的认识，首先浮现在大家脑海里的就是经络、脏腑、气血、精气神等名词，很多人据此就以为传统文化不讲解剖学、不讲人体结构、不讲肌肉力量训练，这其实是一种很大的误解。

比如说"解剖"这个词从哪里来的？《黄帝内经》！

很多人以为《黄帝内经》里讲的都是气血、药方、经络等知识，其实不然，《黄帝内经》里面70%的内容都与解剖有关。而且古人也非常重视肌肉力量锻炼，比如《易筋经》中就记载了大量的"行功法"，目的是练得"生出神力"，使人的肌肉、骨头"硬如铁石"等。

面对人的身体，不管是西方文化还是东方文化，不管是传统科学还是现代科学，只是观察和研究的角度不同，归根到底，身体作为研究的客体，它是唯一的、恒定的。

所以起源自美国的"肌筋膜理论"和中医的"经筋学说"就很相似，都是通过一张网状的结构来认识身体各个部分之间的关联。

同样的道理，太极拳讲究"以腰脊为第一之主宰"，讲究"以腰为轴"。我们把这句话换个角度看，实际就是说在太极拳练习中要注重"核心力量"。

有位朋友，练了多年的太极拳，总感觉自己的水平停滞了，好像到了一个瓶颈期。我仔细询问和观察了他练拳的过程，发现他的整个练习过程中，除了简单的热身活动和压腿以外，基本上都是在练习套路。

在接下来的一段时间中，我让他在每天的练习中增加20~30分钟的核心力量训练，结果不到半个月，他就兴冲冲地告诉我，感觉自己的动作练起来更轻松、更放松、更有气韵了。

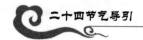

3. 动作导引

臀部压实地面，伸直两膝，并拢双脚，脚尖向上，双手按在身体两侧；然后举起双手，手臂伸直，手心相对，手指向上；目光平视。保持 3 或 5 次呼吸。（图 145、图 146）

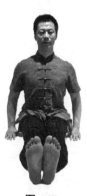

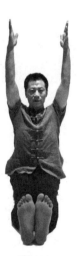

图 145　　　　　　　　　图 146

身体前俯 45°，两手握住脚
踝，目视脚尖。（图 147）

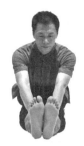

图 147

屈膝，收回双脚；然后身体后仰 45°，同时左脚向前上方
伸出，伸直左膝；然后伸直右膝；目视脚尖；保持 3 或 5 次呼
吸。（图 148~图 150）

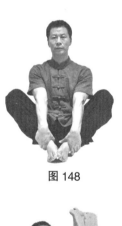

图 148

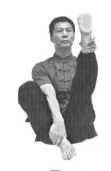

图 149

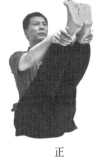

正

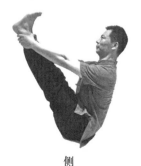

侧

图 150

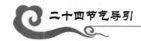

屈膝放松，双脚下落；然后伸直双膝，脚尖向上，双手按于身体两侧，目光平视。（图 151、图 152）

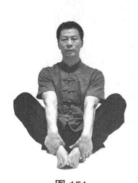

图 151

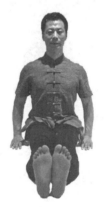

图 152

立冬

推掌转头式

原文原图：正坐拗颈左右顾，两手左右托，各三五度。

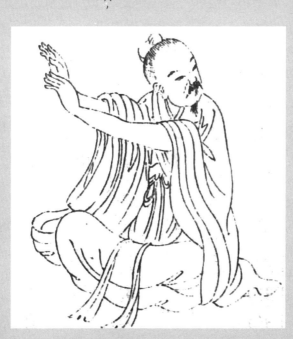

1. 冬天养藏

立冬三候："一候水始冰；二候地始冻；三候雉入大水为蜃（shèn）。"此节气水已经能结成冰；土地也开始冻结；三候"雉入大水为蜃"中的雉即指野鸡一类的大鸟，蜃为大蛤，立冬后，野鸡一类的大鸟便不多见了，而海边却可以看到外壳与野鸡的线条及颜色相似的大蛤。所以古人认为雉到立冬后便变成大蛤了。

《黄帝内经》上说"冬三月，此谓闭藏"，要把人的精气都藏起来，如果出门锻炼，也一定要等太阳出来以后才能外出。这叫作："此冬气之应，养藏之道也。"

经常有人问我这样一个问题：冬季的早上适合锻炼吗？

冬季晨练当然可以，但中国大部分地区的冬季早上空气质量较差，如果要锻炼，最好是等太阳出来以后再进行。所以《黄帝内经》上说"早卧晚起，必待日光"，不要摸黑去锻炼。为什么要这样呢？为的是"无扰乎阳"，不要打扰了阳气的生发。

"养藏"养的是什么呢？养的就是"阳气"！

头为诸阳之会，手三阳、足三阳这六条阳脉都经过头部，所以我们又称头为"六阳会首"。中医认为：阳化气，阴成形。若阳气不足，则气化不利，痰浊水饮等阴邪就会凝滞，滞塞不通即变成囊肿、增生、肿块等阴性病理产物。所以一个人的阳气充足，则身体健康；阳气不足，就开始百病丛生了。我们古人早就观察到这一点，《黄帝内经》里说："阳气者，若天与日，失其所则折寿而不彰。"意思是，阳气就像天上的太阳，有了阳气万物才能生长，若阳气不足，则折寿短命。

　　头位于身体最高处，得阳气最足，但是一旦输送阳气的通道——颈椎出了问题，也会使阳气不能顺利通达，从而导致阳气不足。

2. 颈椎病的危害有多重

刚出生的婴儿，头的重量占了体重的四分之一，所以他是抬不起头来的，每个宝宝都遵循着抬头、翻身、坐、爬、站、走、跑、跳的身体运动发育规律。3个月的宝宝在趴着时，头只能够抬起45°。到了第4个月，宝宝俯卧时上身可以完整抬起，能抬头与平面成90°。

那成年人的头有多重呢？

一个成年人的头部重量在4.5~5.5公斤，头的重量约占成年人体重的7.7%。我们姑且按5公斤来计算。低头的动作虽小，危害却很大，而且低头的度数越大，颈椎的压力也就越大。

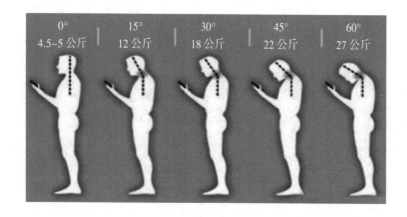

据不完全统计，中风患者中有 90% 以上都有颈椎病，可怕的是很多人都不注意，到中风后才发现是颈椎病诱发了脑部神经压迫，从而导致了中风。

很多颈椎病患者因椎动脉痉挛、栓塞而诱发为脑梗塞、脑萎缩等疾病；也有很多颈椎病患者由于脊椎受压，颈椎的交感神经末梢受损，导致供血不足，最后导致为经常性耳鸣甚至耳聋的严重后果。

所以低头时间不要超过 1 小时，最好低头十来分钟就适当抬起头来，放松一下肩颈部的肌肉。

用"下巴尖写字"可以起到锻炼颈椎、舒缓颈部肌肉的作用，对预防颈椎病有一定的效果，但不可以治疗颈椎病。因此，只适合颈椎不适、颈椎病初期的人。

当颈椎病比较严重的时候，最好是在专业医生的建议下做此类保健操。尤其，这四类人不宜用"下巴尖写字"：有脊髓型颈椎病的中老年人；病情严重的椎动脉型颈椎病患者；颈部转动时疼痛比较厉害的人；高血压患者。

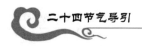
3. 颈椎上的重要节点

天柱穴在人体后发际正中旁开 1.3 寸（即 2 厘米）的位置，在这个位置你能摸到脖颈处有块突起来的肌肉，也就是人体的斜方肌，在这块肌肉的外侧凹陷处也就是天柱穴的位置。

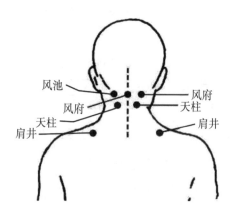

《穴名释义》载：人体以头为天，颈项犹擎天之柱，穴在项部方肌起始部，天柱骨之两旁，故名天柱。

天柱穴的主治病症有颈椎两侧肌肉酸痛、落枕、五十肩、高血压、目眩、头痛、眼睛疲劳等。该穴位是治疗头部、颈部、脊椎及神经类疾病的首选穴位之一。通过按摩天柱穴，可以治疗肩膀肌肉僵硬、酸痛等，还可以让宿醉者减少头疼、头晕症状，缓解忧郁的情绪等。

能治疗肩膀肌肉僵硬、酸痛的穴位有三处。第一处是颈项左右2厘米处的"天柱"；第二处是"肩井"。第三处是肩胛骨内侧的"膏肓"。

凡治疗颈部以上异常之处，都离不开"天柱"，当眼睛发涩、发干、视物模糊的时候，按摩天柱穴还能使眼睛变得明亮有神。

我们都知道，颈椎有七节，除第一颈椎和第二颈椎外，其他颈椎之间都夹有一个椎间盘。颈椎间盘是一个富有弹性的软骨组织，它具有调节压力、缓冲震动，并连接相邻椎体形成关节的功能。

正常的颈椎间盘富含水分，随着年龄的增大及老化，其含水量减少，弹性降低。椎间盘的老化速度除了年龄因素外，还有一个重要原因就是不恰当的用力和劳损。

研究发现，人的第四、五、六颈椎由于活动度最大，其受力也最高，是最容易发生退变的节段。

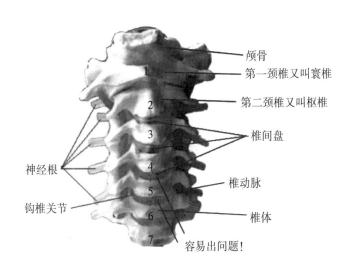

颅骨
第一颈椎又叫寰椎
第二颈椎又叫枢椎
椎间盘
神经根
椎动脉
钩椎关节
椎体
容易出问题！

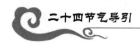

白领工作人员如果平时不注意休息，这两个节段的颈椎间盘突出几率最大，也就是临床上颈椎四五、颈椎五六的椎间盘突出患病率最高的原因。

其实，中医很早就认识到了这个问题。中医把第四、五、六节颈椎合称为"天柱骨"，又名旋台骨、玉柱骨、颈骨、大椎骨。在乾隆初年出版的《医宗金鉴》这本书中，有《正骨心法要旨》这一篇，专门指出："旋台骨，即头后颈骨三节也。"

大椎穴，又叫作百劳穴、上杼（zhù）穴。

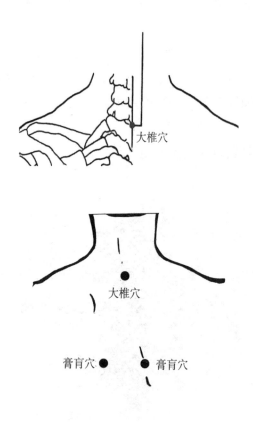

大椎的意思：大，多也。椎，锤击之器也，指穴内的气血物质为实而非虚也，穴内的阳气充足满盛如椎般坚实，故名大椎。

百劳的意思：百，数量词，多之意。劳，劳作也；指穴内气血为人体的各条阳经上行气血汇聚而成。

上杼的意思：上，上行也。杼，织布的梭子，此指穴内气血为坚实饱满之状。

总而言之，大椎穴也是手足三阳经和督脉的阳气相交汇的一点，是阳气到达头部的重要节点。

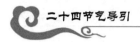

4. 动作导引

盘坐，手掌抱头，两手拇指顺时针缓慢持续地用力揉按天柱穴 36 圈；轻闭双目。（图 153）

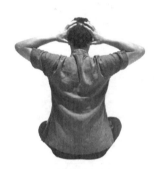

图 153

松开双手，合掌立于胸前，目光平视。（图 154）

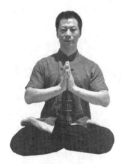

图 154

双手向右前方缓缓推出，至手臂伸直，手心向前，同时向左转头，目视左前方。（图 155）

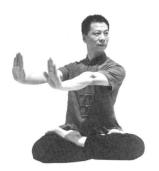

图 155

放松还原，合掌立于胸前，目光平视。（图 156）

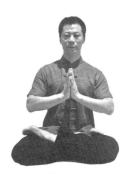

图 156

右侧动作与左侧相同，唯方向相反。一左一右为一遍，重复 5 或 7 遍。

小雪

按压曲池式

原文原图：正坐，一手按膝，挽肘，左右争力，各三五度。

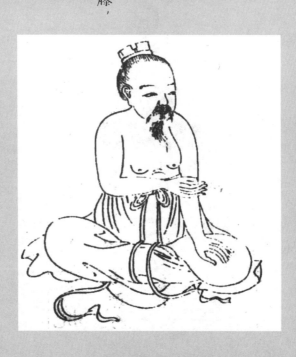

1. 保健心脑血管

此时大地尚未过于寒冷，虽开始降雪，但雪量不大，故称小雪。

小雪三候："一候虹藏不见；二候天气上升、地气下降；三候闭塞而成冬。"冬季降水的形式从雨变为雪，空气中缺少小水珠，彩虹难以形成；而阳气上升，阴气下降，导致天地不通、阴阳不交；因此，万物失去生机，闭藏而成冬季。

随着气温的逐步下降，低温促使血压和血液黏稠度升高，从而容易诱发心脑血管疾病。所以如果我们冬季到三亚去旅游，会发现外地人特别是北方人的数量特别多，甚至超过了本地人，为什么北方人尤其是老年人喜欢到三亚候鸟似的过冬度假呢？很大程度上就是因为北方的冬天太冷，老年人容易发生心脑血管问题，而在温暖湿润的三亚，发病的几率就大大降低了。

除了气候因素，保健心脑血管的方法还有很多，比如调理饮食、加强运动等，在运动方面，把动作导引和按摩穴位相结合，是从古至今已被证明行之有效的一个好方法。

2. 奇妙的穴位

我们讲了很多穴位，可能读者朋友会问，那么多穴位，有什么好办法能对它们进行归类呢？其实我们古人早就注意到这一点了，先人们用水的源流来比喻各经脉运行从小到大、由浅入深、自远而近的特点。

首先是"井"穴，多位于手足之端，喻作水的源头，是经气所出的部位，这叫作"所出为井"。接下来是"荥"穴，多位于掌指或跖趾关节之前，喻作水流尚微，曲曲折折未成大流，是经气流行的部位，这叫作"所溜为荥"。往下是"输"穴，多位于掌指或跖趾关节之后，喻作水流由小而大、由浅注深，是经气渐盛，由此注彼的部位，所以叫作"所注为输"。再往下是"经"穴，多位于腕踝关节以上，喻作水流变大，畅通无阻，是经气正盛运行经过的部位，即"所行为经"。最后是"合"穴，位于肘膝关节附近，喻作江河水流汇入湖海，是经气由此深入，进而会合于脏腑的部位，谓之"所入为合"。

"井、荥、输、经、合"这五类穴位各有其临床应用，《难经·六十八难》说："井主心下满，荥主身热，输主体重节痛，经主喘咳寒热，合主逆气而泄。"

在这个节气的动作里，"挽肘"的要点是按压曲池穴。

曲池穴，是大肠经的合穴，是大肠经当中经气最强盛的一个穴位，所以刺激曲池穴，不仅可以疏通大肠下行之路，还可以改善人体上实下虚之症，也就是可以降血压。

　　说到血压，大家要注意，血压高和高血压不是一回事。人体是一个智能的系统，它会根据人体面对的环境的紧急程度来调节血压，因而健康的人也可以血压高。

　　比如，生气大怒之时，你就会觉得气血上涌，头晕目眩，人很容易摔倒。此时，如果有人让你做深呼吸，让气血下行，明显能感觉到症状减轻。如果再出去溜达一圈消消气，血压也就正常了。

　　但高血压就不同了，绝大多数高血压，都为上实下虚症，也就是血全跑到上焦了，而下焦的气血不足了，所以人体的上半部气血过足，而下半部气血偏虚，这就是上实下虚之症，也就是我们通常所说的高血压。

　　曲池穴主"逆气而泄"，所以按压曲池穴有明显的降压作用。另外，同样的道理，同处于手肘关节处的手厥阴心包经上的曲泽穴、手少阴心经上的少海穴，也都有降压作用。

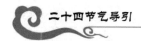

3. 动作导引

盘坐，两手握固按于膝上，目光内含。（图 157）

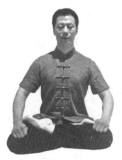

图 157

右手握左肘，食指按压在曲池穴上，随着食指用力按压，头部左倾，左耳尽量靠近左肩，目视前方，保持 3 或 5 次呼吸。（图 158、图 159）

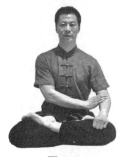

图 158

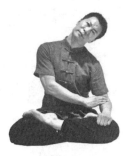

图 159

放松回正，两手握固按于两膝之上；目光内含。　（图160）

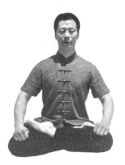

图 160

右侧动作与左侧相同，唯方向相反。一左一右为一遍，重复5或7遍。

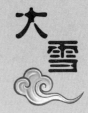

大雪

起身撑掌式

原文原图：起身仰膝，两手左右托，两足左右踏，各五七度。

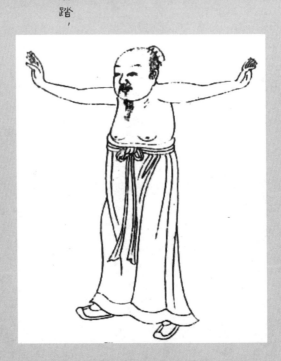

1. 静极而生动

大雪的意思是天气更冷，雪往往下得大且范围也广。

大雪时节分为三候："一候鹖鴠（hé dàn）不鸣；二候虎始交；三候荔挺出。"这是说此时因天气寒冷，鹖鴠就是寒号鸟，不再鸣叫了；此时是阴气最盛时期，所谓盛极而衰，阳气已有所萌动，老虎开始有求偶行为；"荔挺"为兰草的一种，感受到阳气的萌动而抽出新芽。

盛极而衰、静极而动，这是中国传统哲学的一个重要观点。

《太极图说》是宋代周敦颐先生为其《太极图》写的一篇说明，全文只有 249 个字，但对后世影响很大。该文认为，"太极"是宇宙的本原，人和万物都是由于阴阳二气和水火木金土五行相互作用构成的。

《太极图说》一开头就写道："无极而太极。太极动而生阳，动极而静，静而生阴，静极复动。一动一静，互为其根。"这一点和大雪节气有异曲同工之妙，都体现了"静极而动"的宇宙运行法则。

2. "动起来"的动力是什么

《黄帝内经》里面描写了人的气血和运动的关系："人生十岁，五脏始定，血气已通，其气在下，故好走；二十岁，血气始盛，肌肉方长，故好趋；三十岁，五脏大定，肌肉坚固，血脉盛满，故好步；四十岁，五脏六腑十二经脉，皆大盛以平定，腠理始疏，荣华颓落，鬓颇斑白，平盛不摇，故好坐；五十岁，肝气始衰，肝叶始薄，胆汁始减，目始不明；六十岁，心气始衰，若忧悲，血气懈惰，故好卧。"

在古汉语中，"走"是"快跑"的意思；"趋"指的是"快走"；"步"的意思是"行走"，大家看，随着年龄的增长，速度也呈递减的趋势。

从上面这段描述可以看出，当人的气血充足，人本能地就要动起来；当气血不足的时候，实际上人是不愿意运动的。

我们经常说一个人很"强壮"，把这个字分开来看，强是"内强"、壮是"外壮"，五脏六腑气血充足是内强，肌肉骨骼腠理密固是外壮，内因决定外因，里面的"强"比外面的"壮"更重要。

可惜的是，很多人更多地注意外壮，而不重视内强。凡是在运动中猝死的情况，大多是因为"内不够强"，在大强度、大运动量的刺激下，内不能够支撑外，从而导致意外的发生。

古人说"养生以不伤为本"，就是指要保养好自己的五脏六腑，使人气血充足，从而自觉自愿地手舞之、足蹈之。

3. 动作导引

人生百病，皆因气血不通；气血畅通，健康一生。气血的流畅和平衡是气血发挥正常生理功能的基础，也是人体健康的基本条件。

中医认为，气血失和就会产生疾病，气血阻滞就会产生疼痛。所以，我们要让气血周流全身，到达肢体的每一个最末梢——手指和脚趾。

开步站立，两脚平行，与肩同宽，脚尖朝前，两膝自然伸直；胸前合掌；目光平视。（图161）

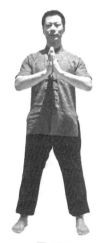

图161

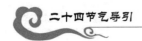
两肘上抬、两掌放平，然后两掌前推至前平举，再向两侧打开成侧平举；目光平视。（图162~图164）

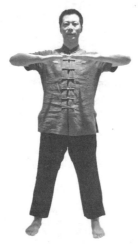

图162

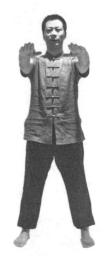

图163

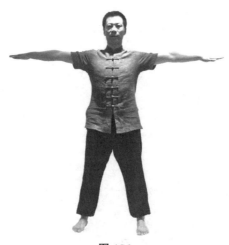

图164

立掌，沉肩、坠肘，掌根外撑，肩胛骨紧靠在一起，脚趾抓地，目光平视。（图 165）

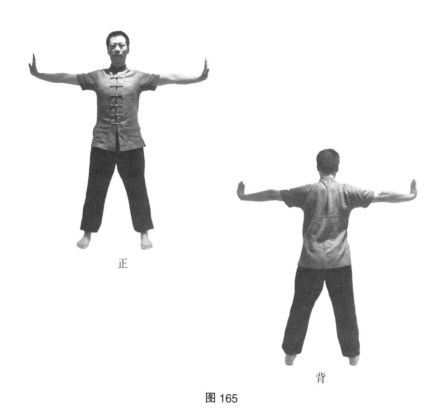

正

背

图 165

继续保持均匀缓慢的呼吸，一吸一呼为一次，3 次或 5 次为一组。保持一组（或两组、三组），等到身体发热，后背微微出汗，然后随着呼气，全身放松，手掌放平，手臂向前平摆至前平举，屈肘回收，合掌立于胸前。（图 166、图 167）

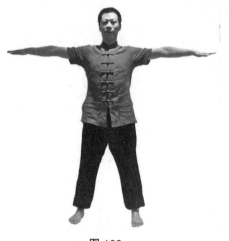

图 166

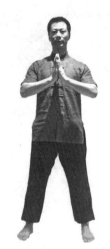

图 167

　　如果下面要接坐式的练习，则两掌自然落于体侧，活动一下双脚，然后慢慢坐在垫子上继续练习。

结 语

2016 年 11 月 30 日，中国申报的"二十四节气——中国人通过观察太阳周年运动而形成的时间知识体系及其实践"被列入联合国教科文组织人类非物质文化遗产代表作名录，使二十四节气作为中国传统文化的优秀代表和独特存在走进了世界各国人民的文化视野中。

"二十四节气"既是天文与农学两方面知识紧密结合的知识体系，又是古代中国人通过观察太阳周期运动来指导人们生产与生活的知识体系和社会实践，是"中国的第五大发明"。

自古以来，中国人形成了自己独有的时间单位：岁、时、月、旬、节气、日、时辰、刻等，所以二十四节气首先是一种计时方式，是古人根据地面日影的规律性变化而人为划分出来的时间制度，人们把地球公转轨道的一周（360°）从太阳黄经 0°起，自西向东度量，按 15°一份分为二十四个等份，每等份间的交接点就是一个节气，共二十四个节气。具体包括：立春、雨水、惊蛰、春分、清明、谷雨，立夏、小满、芒种、夏至、小暑、大暑，立秋、处暑、白露、秋分、寒露、霜降，立冬、小雪、大雪、冬至、小寒、大寒；其中有 8 个反映了季节变化（即二分二至和四立），5 个反映了温度变化（即小暑、大暑、处暑、小寒、大寒），7 个反映了降水变化（即雨水、谷雨、白露、寒露、霜降、小雪、大雪），4 个反映了物候变化

（即惊蛰、清明、小满、芒种）。

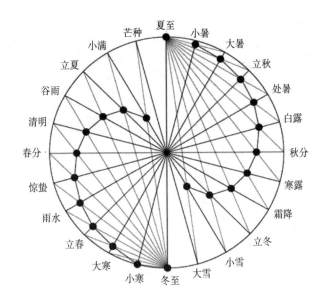

二十四节气传承久远、传播广泛、形式多样、内涵丰富，遵循着顺天应时、循时而动的法则，是古代民众在长期实践中不断求索、认知、总结的智慧结晶，根据自然界和时间的变化来调整自己的行为，已达到天人合一的终极追求，它所蕴涵的中华文明的宇宙观和核心价值理念，反映了中华民族对于人与自然之间关系的深刻理解。

二十四节气不仅关乎生产，亦深系生活，不少节气谚语都是对生活的指导，如"一场秋雨一场寒，十场秋雨换上棉""立夏栽茄子，立秋吃茄子""谷雨过三天，园里看牡丹""夏至馄饨冬至团，四季安康人团圆"等，从穿衣饮食到娱乐休闲，无不涉及。可惜随着农耕社会的消亡，二十四节气已经被大多数现代人逐渐淡漠甚至遗忘。

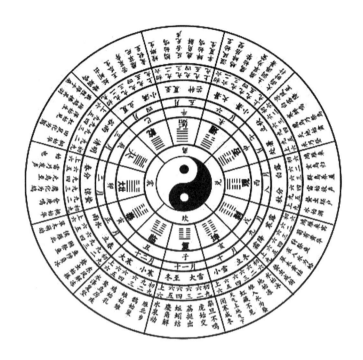

　　《黄帝内经·灵枢》中说："故智者之养生也，必顺四时而适寒暑，和喜怒而安居处，节阴阳而调刚柔。"这种顺应四时、结合阴阳的养生理念正体现了二十四节气的时代内涵。在现代社会，物质生活水平的提升促使人们越来越注重生命的安全与健康，二十四节气养生强调人要主动适应自然的节拍，根据不同的节气适时调整自己的行为、饮食与精神，这对强身健体、延年益寿具有积极作用。

　　二十四节气中的每一个节气，表示的是地球在绕太阳运行轨道上的一个特定位置，因此节气本质上是一个瞬间时刻，而不是一个时段。以2015年立春节气为例，其确切时间为2015年2月4日11时58分27秒。不过，在民间实际应用中，节气却通常被理解为一段时间，而不只是某一天或某一瞬间。中国古人之所以要创造出二十四节气历法系统，主要是为了将其作为农业生产的基本指导。春耕、夏耘、秋收、冬藏，农事活动总是需要一个较长的时间周期，不限于一日；农作物的生产发育也不能由瞬时的气象条件决定，而是需要一段时间的气象条件作为保证。同样的道理，《二十四节气导引》中的动作也不是针对某一天或某一个时刻而进行设计的，实际上这些动作反映的是人体气血的发展趋势和生命状态的运行趋势，这一点在"七十二候"中体现得尤为明显，如大雪节气三候"荔挺出"，"荔挺"为兰草的一种，感受到阳气的萌动而抽出新芽，这就是我们常说的"冬天来了，春天还会远吗"？所以动作设计要体现出这种发展的趋势，支撑动作设计的文化和理念也要符合这种趋势，并在动作练习中通过肢体的导引、气息的控制、意念的调整来体会和验证这种趋势。

从一年的循环来说，二十四节气体现了春生、夏长、秋收、冬藏的规律；从一天的循环来看，早晨，阳气升起；中午，阳气最盛；下午，阳气下降；晚上，阳气收藏、归根。二十四小时十二时辰体现了这个规律。可见，大到一年、小到一天，阴阳消长、生死轮回的变化规律是一样的。再扩展来看，易经的八卦、八八六十四卦的规律，乃至世界上的一切事物的产生、发展、兴盛、灭亡的规律，这些阴中有阳、阳中有阴、阴阳消长、动静转化、顺逆进退、福祸相依、生老病死、生生灭灭、生生不息的规律，都是一样的。

时间	23-1	1-3	3-5	5-7	7-9	9-11	11-13	13-15	15-17	17-19	19-21	21-23
时辰	子	丑	寅	卯	辰	巳	午	未	申	酉	戌	亥
经络	足少阳胆经	足厥阴肝经	手太阴肺经	手阳明大肠	足阳明胃经	足太阴脾经	手少阴心经	手太阳小肠经	足太阳膀胱经	足少阴肾经	手厥阴心包经	手少阳三焦经
月	十一	十二	正月	二	三	四	五	六	七	八	九	十
节气	大雪冬至	小寒大寒	立春雨水	惊蛰春分	清明谷雨	立夏小满	芒种夏至	小暑大暑	立秋处暑	白露秋分	寒露霜降	立冬小雪
四季	冬季		春季			夏季			秋季			冬季
十二消息卦	复	临	泰	大壮	夬	乾	姤	遁	否	观	剥	坤

　　二十四节气导引虽然是为了健康养生，其实，在引领身心体验、感悟这些规律的同时，不知不觉中也学会了顺应天地的运行规律，提升了思维模式，开启了生活智慧。

　　古人在千年前就已经开始了将二十四节气与健身养生相结合的实践，在历史的长河中传承不绝如缕，时至今日，更应该推陈出新、发扬光大，为健康中国建设添砖加瓦，为传统文化的全面复兴和中华民族的伟大复兴贡献新时代的力量。

跋

梁鸿博士在其大作《中国在梁庄》的开头写下了这样一段文字："在很长一段时间内，我对自己的工作充满了怀疑，我怀疑这种虚构的生活，与现实、与大地、与心灵没有任何关系。我甚至充满了羞耻之心，每天教书，高谈阔论，夜以继日地写着言不及义的文章，一切都似乎没有意义。在思维的最深处，总有个声音在持续地提醒自己：这不是真正的生活，不是那种能够体现人的本质意义的生活。这一生活与自己的心灵、与故乡、与那片土地、与最广阔的现实越来越远。"

第一次读到这段文字的时候，我马上产生了一种很强烈的共鸣：这不是真正的生活！因为在很长一段时间里，我也从事着梁鸿博士所说的"高谈阔论，夜以继日地写着言不及义的文章"的工作，但我的内心是忐忑的，在这个资讯爆炸的时代获取到一些或真或假、或有用或无用的信息，自作聪明地连缀一些新名词，自圆其说地建立起一个个空中楼阁，感觉很多时候是在做着欺人也自欺的游戏。可怕的是，不知道有多少科研工作者把宝贵的时间和精力投入这"一场游戏一场梦"中；更可怕的是，既得利益者们构建起一个个的小圈子沉溺并维护着这种自成一体、与世无益的所谓"学术"生态。"这不是真正的生活，不是那种能够体现人的本质意义的生活。"

文艺大师丰子恺在谈到他的老师李叔同先生时曾说道："我以为人的生活，可以分作三层：一是物质生活；二是精神生活；三是灵魂生活。物质生活就是衣食，精神生活就是文学艺术，灵魂生活就是宗教。"当然对于我来说，追求生命的意义是一个太过宏大的课题，甚至我连"生命的意义是什么"都还没有搞清楚，但有一点是明确的，那就是我们从小就学过的一段话："人最宝贵的是生命，生命每人只有一次，人的一生应当这样度过：当他回忆往事的时候，他不会因为虚度年华而悔恨；也不会因为碌碌无为而羞愧……"这是一个耻于谈论理想的时代，仿佛理想是幼稚的代名词；当"精致的利己主义者"堂而皇之大行其道时，能不能与当下物质化的评价体系保持距离，能不能坚守发自内心的热切渴望，能不能去除功利化的研究目的，真的需要挥动慧剑斩断名利的大勇气。

诗人食指曾写下这样一段诗句："不管人们对于我们腐烂的皮肉，那些迷途的惆怅、失败的苦痛，是寄予感动的热泪、深切的同情，还是给以轻蔑的微笑、辛辣的嘲讽，我坚信人们对于我们的脊骨，那无数次的探索、迷途、失败和成功，一定会给予热情、客观、公正的评定。"古人说：人过留名、雁过留声。我希望能够留下一些流传久远的文字，让这些文字承载着我的努力、见解、认知和思考，不管岁月怎么变更，我希望它们都自有其价值存在，不会因为社会热点的更迭而变成短平快的文化快餐；我还希望多少年以后，我的后代们能够拿着这本书追忆和叙说起很多年前的人和事，让历史具体、鲜活而生动。

希望这小小心愿能够顺遂人意。

本丛书第一册出版以后，在出版社和业内专家们的建议下，拟修改各册书名如下：《八段锦养生智慧》（已出版），《二十四节气导引》（已出版），《呼吸的养生智慧》（待出版），《五禽戏养生智慧》（待出版），《易筋经养生智慧》（待出版），《禅·瑜伽·太极拳》（待出版）。

感谢读者们的关心和支持，你们的厚爱是我奋力前行的最大动力！

牛爱军

2019 年 4 月谨识于深圳龙岗

附 录

陈希夷《二十四气坐功导引治病图》

　　陈抟是生活在唐、五代十国和北宋的著名道士。据《宋史·隐逸上·陈抟传》《宋史·艺文志》等记载，陈抟生于公元871年，逝于公元989年，先后被赐号"清虚处士（唐）""白云先生（后周）"和"希夷先生（北宋）"。《道德经》上说："视之不见名曰夷，听之不闻名曰希"，"希夷"有"虚寂玄妙、清静无为"之意，故世称其为"陈希夷"，著有《无极图》《先天图》《指玄篇》《阴真君还丹歌诀》等，言养生及内丹之事。自明以来，署名陈希夷的《二十四气坐功导引治病图》广为流传。本附录之图文以文渊阁《四库全书》所收录明代高濂撰《遵生八笺》所绘坐功图为图示，以明代王圻、王思义撰《三才图会》中文字为底本，动作依据二十四节气及十二经脉进行，各势均以节气命名，其内容首言运主何气与何脏相配，次述坐功方法，末载主治病症。坐功内容包括握固、托掌、按膝、捶背、伸展四肢、转身扭颈等动作和叩齿、漱咽、吐纳等方法。

1. 立春正月节

运主厥阴初气，时配手少阳三焦相火。宜每日子丑时，叠手按髀，转身拗颈，左右耸引，各三五度，叩齿吐纳漱咽。治风气积滞，颈项痛、耳后肩臑痛。

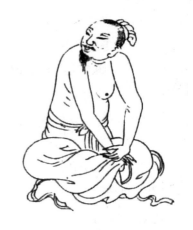

2. 雨水正月中

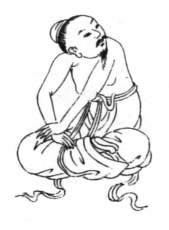

运主厥阴初气，时配手少阳三焦相火。每日子丑时，叠手按胫，拗颈转身，左右偏引，各三五度，叩齿吐纳漱咽。治三焦经络留滞邪毒、嗌干及肿，哕，喉痹，耳聋，汗出，目锐眦痛，颊痛诸疾。

3. 惊蛰二月节

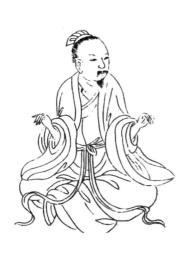

运主厥阴初气，时配手阳明大肠燥金。每日丑寅时，握固、转颈及肘后向顿掣，日五六度，叩齿六六，吐纳漱咽三三。治腰脊脾胃蕴积邪毒、目黄口干、鼽衄，喉痹暴哑、头风牙宣、目暗羞明、鼻不闻臭、疳牙疙瘩。

4. 春分二月中

运主少阴二气，配手阳明大肠燥金。每日丑寅时，伸手回头左右挽引各六七度，叩齿六六，吐纳漱咽三三。治胸臆肩背经络虚劳邪毒，齿痛，颈肿，寒栗，热肿，耳聋耳鸣，耳后肩臑肘臂外背痛、气满皮肤殼殼然，坚而不痛或痰气皮肤瘙痒。

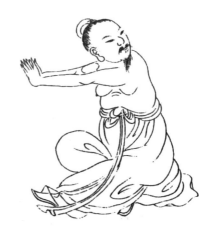

5. 清明三月节

运主少阴二气，时配手太阳小肠寒水。每日丑寅时，正坐，换手左右各如引硬弓，各七八度，叩齿纳清吐浊，咽液各三。治腰肾肠胃虚邪积滞，耳前热，苦寒，耳聋，嗌痛，颈痛不可回顾，肩拔、臑折，腰软肘臂诸痛。

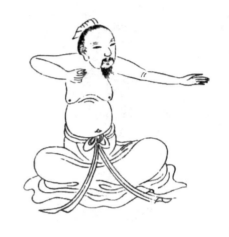

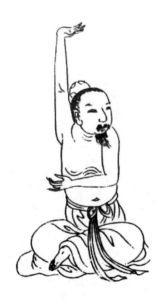

6. 谷雨三月中

运主少阴二气，时配手太阳小肠寒水。每日丑寅时，平坐换手，左右举托，移臂左右掩乳，各五七度，叩齿吐纳咽漱。治脾胃结瘕淤血，目黄，鼻衄，颊肿颔肿，肘臂外后臁肿痛，臑外痛，掌中热。

7. 立夏四月节

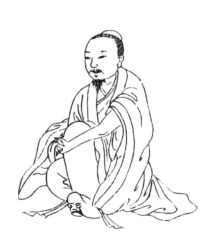

运主少阴二气，时配手厥阴心包络风木。每日寅卯时，闭息瞑目，反换两手抑掣两膝，各五七度，叩齿吐纳咽液。治风湿留滞，经络肿痛，臂肘挛急，腋肿，手心热，喜笑不休，杂症。

8. 小满四月中

运主少阳二气，配手厥阴心包络风木。每日寅卯时，正坐，一手举托，一手拄按，左右各三五度，叩齿吐纳咽液。治肺腑蕴滞邪毒，胸胁支满，心中憺憺大动，面赤，目黄，烦心心痛，掌中热诸病。

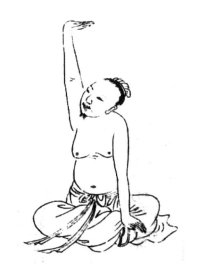

9. 芒种五月节

运主少阳三气，配手少阴心君火。每日寅卯时，正立，仰身两手上托，左右力举各五六度，定息叩齿吐纳咽液。治肾蕴积虚劳，嗌干，心痛，欲饮，目黄，胁痛，消渴，善笑善惊善忘，上咳吐下，气泄，身热而股痛，心悲，头顶痛，面赤。

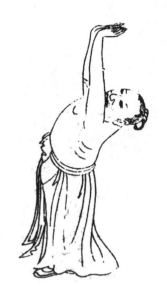

10. 夏至五月中

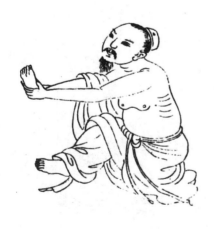

运主少阳三气，配手少阴心君火。每日寅卯时，跪坐，伸手叉指屈脚，换踏左右各五七度，叩齿纳清吐浊咽液。治风湿积滞，腕膝痛，臑臂痛，后廉痛厥，掌中热痛，两肾内痛，腰背痛，身体重。

11. 小暑六月节

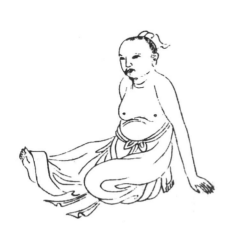

运主少阳三气，时配手太阴肺湿土。每日丑寅时，两手踞，屈压一足，直伸一足，用力掣三五度，叩齿吐纳咽液。治腿膝腰脾风湿，肺胀满，嗌干，喘咳，缺盆中痛、善嚏，脐右小腹胀引腹痛，手挛急，身体重，半身不遂，偏风健忘，哮喘，脱肛，腕无力，喜怒不常。

12. 大暑六月中

运主太阴四气，时配手太阴肺湿土。每日丑演时，双拳踞地，返首肩引作虎视，左右各三五度，叩齿吐纳咽液。治头项胸背风毒，咳嗽上气喘渴，烦心，胸满，臑臂痛，掌中热，脐上或肩背痛，风寒汗出，中风，小便数欠，溏泄，皮肤痛及麻，悲愁欲哭，洒淅寒热。

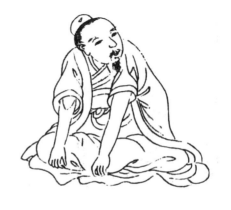

13. 立秋七月节

运主太阴四气，配足少阳胆相火。每日丑寅时，正坐，两手托，缩体闭息耸身上踊，凡七八度，叩齿吐纳咽漱。专治补虚益损、去腰肾积气、口苦，善太息，心胁痛不能反侧，面尘体无泽，足外热、头痛，颔痛、目锐眦痛，缺盆肿痛，腋下肿，汗出振寒，疑力侠瘦结核。

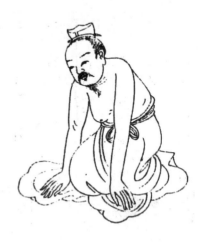

14. 处暑七月中

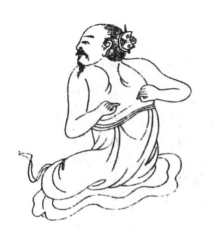

运主太阴四气，时配足少阳胆相火。每日丑寅时，正坐，转头左右举引就，返两手捶背之上，各五七度，叩齿吐纳咽液。治风湿留滞，肩背痛，胸痛，脊膂痛、胁肋髀膝经络，外至胫绝骨、外踝前及诸节皆痛，少气，咳嗽，喘渴上气，胸背脊膂积滞之气。

15. 白露八月节

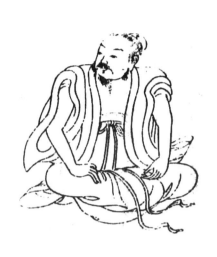

运主太阴四气，配足阳明胃燥金。每日丑寅时，正坐，两手按膝，转头左右推引，各三五度，叩齿吐纳咽液。治风气留滞腰背经络，洒洒振寒，善伸，数欠，或恶人与交，闻木声则惊，狂，疟，汗出，鼽衄、口喝唇胗颈肿，喉痹不能言，颜黑，呕，呵欠，狂欲上登而歌。

16. 秋分八月中

运主阳明五气，配足阳明胃燥金。每日丑寅时，盘足而坐，两手掩耳，左右返侧，各三五度，叩齿吐纳咽液。治风湿积滞胁、肋、腰、股，腹大水肿，膝膑肿痛，膺乳气冲，股、伏兔胻外廉、足跗诸痛，遗溺失气，奔响腹胀，脾不可转，腘似结，腨似裂。

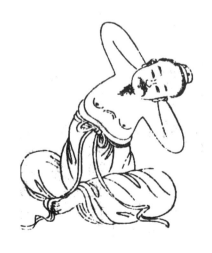

17. 寒露九月节

运主阳明五气，配足太阳膀胱寒水。每日丑寅时，正坐，举两臂踊身上托，左右各三五度，叩齿吐纳咽液。治诸风寒湿邪胁腋经络动，冲头苦痛，目似脱、项如拨，脊痛，腰折，痔、疟，狂，癫痛，头两边痛，头囟顶痛、目黄泪出，衄蚵、霍乱诸疾。

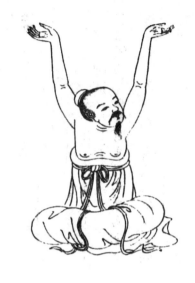

18. 霜降九月中

运主阳明五气，配足太阳膀胱寒水。每日丑寅时，平坐，纾两手，攀两足，用膝间力纵而复收，五七度，叩齿吐纳咽液。治风湿痹入腰、脚，髀不可曲，腘结痛，腨裂痛，项背腰尻阴股膝髀痛，脐反出，肌肉痿，下肿，便浓血，小腹胀痛，欲小便不得，藏毒，筋寒脚气，久痔脱肛。

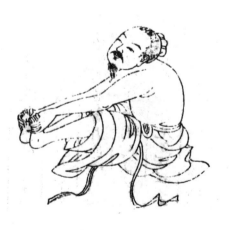

19. 立冬十月节

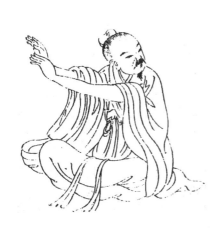

运主阳明五气，时配足厥阴肝风木。每日丑寅时，正坐拗颈左右顾，两手左右托，各三五度，吐纳叩齿咽液。治胸胁积滞，虚劳邪毒，腰痛不可俯仰，嗌干，面尘脱色，胸满呕逆飧泄，头痛，耳无闻，颊肿，肝逆，面青，目赤肿痛，两胁下痛，引小腹，四肢满闷，眩冒。

20. 小雪十月中

运主太阳终气，配足厥阴肝风木。每日丑寅时，正坐，一手按膝，挽肘，左右争力，各三五度，吐纳叩齿咽液。治腕肘风湿热毒、妇人小腹肿，丈夫溃疝，狐疝，遗溺，闭癃、血，睾肿睾疝，足逆寒胕，善瘛节时肿，转筋，阴缩，两筋孪、洞泄，血在胁下，喘，善恐，胸中喘，五淋。

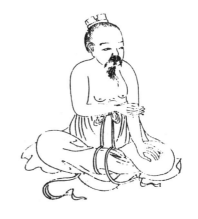

21. 大雪十一月

运主太阳终气，配足少
阴肾君火。每日子丑时，起
身仰膝，两手左右托，两足
左右踏，各五七度，叩齿吐
纳咽液。治脚膝风湿毒气，
口热，舌干，咽肿，上气，
嗌干及肿，烦心、心痛。

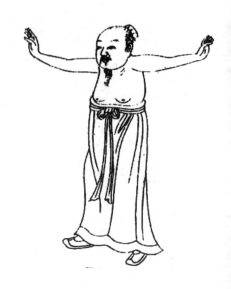

22. 冬至十一月中

运主太阳终气，配足少阴肾君火。每日子丑时，平坐，伸
两足，拳两手按两膝，左右极力，三五度，吐纳叩齿咽液。治

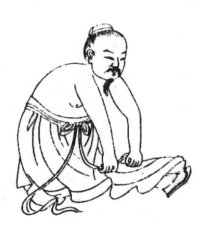

手足经络寒湿，脊股内后廉
痛，足痿厥，嗜卧，足下热
痛，脐左胁下、背、肩、髀
间痛，胸中满，大小腹痛，
大便难，腹大，颈肿、咳嗽，
腰冷如冰及肿，脐下气逆，
小腹急痛，泄，下肿，足胻
寒而逆、冻疮。

23. 小寒十二月节

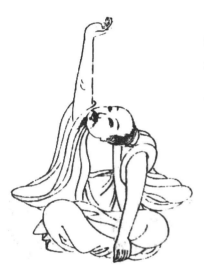

　　运主太阳终气，配足太阴脾湿土。每日子丑时，正坐，一手按足，一手上托，挽手互换，极力三五度，吐纳叩齿漱咽。治荣卫积气蕴，食则呕，胃脘痛，腹胀，哕，疟，饮发中满，食减、善噫，身体皆重，食不下，烦心，心下急痛，溏瘕泄，水闭，黄疸，五泄，注下五色，大小便不通，面黄，口干，怠惰，嗜卧，抢心，心下痞苦。

24. 大寒十二月节

　　运主厥阴初气，时配足太阴脾湿土。每日子丑时，两手踞床，跪坐一足，直伸一足，用力左右三五度，叩齿漱咽吐纳。治经络湿积诸气，舌本强痛，体不能动摇或不能卧，强立股膝内肿，尻阴、臑胻、足背痛，腹胀，肠鸣，飱泄不化，足不收行，九窍不通，足胕肿若水。

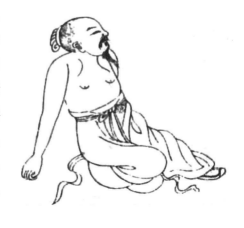